人民健康·名家科普丛书

妇科常见疾病防与治

总主编　王　俊　王建六

主　编　王建六

副主编　孙秀丽　杨　欣　王志启

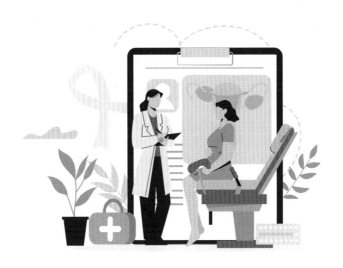

科学技术文献出版社
SCIENTIFIC AND TECHNICAL DOCUMENTATION PRESS
·北京·

图书在版编目（CIP）数据

妇科常见疾病防与治 / 王建六主编. — 北京：科学技术文献出版社，2024.6
（人民健康·名家科普丛书 / 王俊，王建六总主编）
ISBN 978-7-5235-0885-5

Ⅰ.①妇… Ⅱ.①王… Ⅲ.①妇科病 — 常见病 — 防治 Ⅳ.① R711

中国国家版本馆 CIP 数据核字（2023）第 204687 号

妇科常见疾病防与治

策划编辑：孔荣华 王黛君 责任编辑：吕海茹 责任校对：张微 责任出版：张志平

出　版　者	科学技术文献出版社	
地　　　址	北京市复兴路15号　邮编　100038	
编　务　部	（010）58882938，58882087（传真）	
发　行　部	（010）58882905，58882868（传真）	
邮　购　部	（010）58882873	
官 方 网 址	www.stdp.com.cn	
发　行　者	科学技术文献出版社发行　全国各地新华书店经销	
印　刷　者	北京地大彩印有限公司	
版　　　次	2024年6月第1版　2024年6月第1次印刷	
开　　　本	880×1230　1/32	
字　　　数	211千	
印　　　张	11	
书　　　号	ISBN 978-7-5235-0885-5	
定　　　价	59.80元	

编 委 会

丛书序

　　"健康所系，性命相托"，铮铮誓言诠释着医者的责任与担当。北京大学人民医院，这座百年医学殿堂，秉承"仁恕博爱，聪明精微，廉洁醇良"的百年院训，赓续"人民医院为人民"的使命，敬佑生命，守护健康。

　　人民健康是社会文明进步的基础，是民族昌盛和国家富强的重要标志，也是广大人民群众的共同追求。党中央把保障人民健康放在优先发展的战略位置，注重传播健康文明生活方式，建立健全健康教育体系，提升全民健康素养。北京大学人民医院勇担"国家队"使命，以守护人民健康为己任，以患者需求为导向，充分发挥优质医疗资源的优势，实现了全员时时、处处健康宣教，以病友会、义诊、讲座多渠道送健康；进社区、进乡村、进企业、进学校、上高原，足迹遍布医联体单位、合作院区，发挥了"国家队"引领作用；打造健康科普全媒体传播平台，将高品质健康科普知识传递到千家万户，推进提升了国民健康素养。

　　在建院105周年之际，北京大学人民医院与科学技术文献出版社合作，25个重点学科、200余名资深专家通力打造医学科普丛书"人民健康·名家科普"。丛书以大数据筛查百姓常见健康问题为基准，结合北京大学人民医院优势学科及医疗特色，传递科学、精准、高水平医学科普知识，提高公众健康素养和健康文化水平。北京大学人民医院通过"互联网＋健康科普"形式，构建"北大人民"健康科普资源库和健康科普专家库，为实现全方位、全周期保障人民健康奠定并夯实基础；为实现"两个一百年"奋斗目标、实现中华民族伟大复兴贡献"人民"力量！

王　俊　王建六

近年来，随着我国社会发展，与之伴随的环境污染、人口老龄化、生活方式改变等问题日益突出，妇科疾病的发病率也在逐年增长，妇科患者的就医需求日趋旺盛，妇科疾病已然成为危害人类健康的常见病与多发病。国家高度重视女性健康，先后出台了《中华人民共和国母婴保健法》及《中华人民共和国母婴保健法实施办法》等相关的法律法规，同时在《"健康中国2030"规划纲要》中提出，要全方位、全周期保障人民健康，要突出解决好妇女儿童等重点人群的健康问题。促进女性健康，意义和责任重大。

子宫、卵巢等女性特殊的身体结构是关系健康和寿命的重要因素，当前女性生殖系统疾病一直呈大规模上升趋势，经常会严重影响女性正常的生活和工作。然而妇科疾病多涉及女性隐私部位，许多患者难以启齿且对妇科疾病知之甚少，往往造成疾病诊疗的延误。妇科疾病的发生发展不仅会影响患者夫妻生活，而且可能会诱发女性不育，甚至诱发癌变，危及患者生命。鉴于此，北京大学人民医院妇科专家编写了科普书《妇科常见疾病防与治》，用简单易懂的语言阐述妇科常见病和多发病，以期让女性朋友能更了解自己的身体，了解自己的不适，从而能及时就诊，避免重大疾病的发生及诊治延误。

本书主要内容包括女性生殖系统生理、生殖内分泌疾病（痛经、经前期综合征、子宫异常出血、更年期综合征等）、女性生殖系统炎性疾病（外阴炎、阴道炎、盆腔炎）、子宫内膜异位症、生殖器官发育异常、盆底功能障碍性疾病、外阴肿瘤、宫颈癌、子宫肿瘤、卵巢肿瘤、妊娠滋养细胞疾病、异位妊娠等，系统地介绍了妇科常见病的知识要点及最新的临床治疗方法。同时本书以问答形式展开，层层递进，内容上既通俗易懂，又便于查阅。本书兼具权威性、全面性和实用性，既可作为患者及大众的科普宣教工具，也可供临床医护人员参考。

在此衷心感谢各位编者，在繁忙的临床工作之余编写此书，为全国妇女及妇产科同道提供了一本好的科普书。

由于时间和水平有限，本书难免有不妥之处，恳请各位同道和读者批评指正。

王建六

目 录

● ● ●

第二章
痛经、经前期综合征

• • • •

第三章

● ● ● ●

第四章
卵巢生育力评估 ⋯⋯⋯⋯⋯⋯⋯⋯⋯⋯⋯⋯ **37**

● ● ●

第五章

● ● ●

第六章
外阴炎、阴道炎、盆腔炎 ·················· **131**

● ● ● ●

第七章

● ● ● ●

第八章

• • •

第九章
盆底功能障碍性疾病 …………………… **159**

第十章

外阴肿瘤 ························· **177**

第十一章

宫颈癌 ························· **183**

●●●

第十二章

子宫肿瘤 ················223

●●●
第十三章
卵巢肿瘤 ·····················271

· · · ·

第十四章

妊娠滋养细胞疾病

● ● ●

第十五章
异位妊娠 ·················· **309**

▶▶▶ 第一章

女性生殖系统生理

Q: 月经是如何形成的?

月经,也就是我们俗称的"来事儿""大姨妈",是陪伴每一位女性数十年的重要生理现象。月经血源自子宫,本质上是子宫内膜的脱落和出血,有一定的周期性和规律性。而子宫内膜的变化又是在它的上级领导——卵巢的周期性变化下发生的。

虽然月经会给身体带来一定程度的不适,但也有其存在的重要意义,它是女性生殖健康的晴雨表。月经各项指标的变化均具有重要的临床意义,万万不可"轻敌"。建议每一位女性都采用备忘录或专业的手机软件对月经进行记录,一旦发现异常应及时就诊。

Q: 子宫出血都能称之为月经吗?

不是所有的子宫(阴道)出血都能称之为月经,比如同房后出血、服用避孕药后出血、经间期出血等。这种非经期出现的阴道出血应该称为异常子宫出血,都需要引起我们的重视。不同的出血模式意味着可能存在不同的妇科疾病,一旦发现应及时就医,进行相关诊疗。

Q: 月经期、卵泡期、排卵期、黄体期有什么区别?

临床上医生经常会叮嘱患者"卵泡早期抽血""自行监测排卵""下次月经来之前的 14 天开始服药",而患者却一头雾水。要想理解这几句话的含义,就不得不来辨析一下"卵泡期、排卵期和黄体期"这三兄弟的概念了。

在此之前,我们先来讲讲"月经周期"。这是一个与子宫内膜的周期性变化相对应的概念。此期子宫内膜坏死、剥脱，同血液一起从阴道流出，形成月经。而后子宫内膜开始不断增生，随后具备分泌功能，即迎来增生期和分泌期。三期共同构成了子宫内膜的一个周期循环。

事实上，子宫内膜的三期又与卵巢的三期相对应，即前文提到的卵泡期、排卵期和黄体期。

卵泡期是指月经第 1 天至卵泡发育成熟的时期，一般需要10～14 天。此期卵巢可以产生雌激素，使子宫内膜呈现增殖性的变化。月经期与卵泡早期相对应，此时体内的各项性激素处于基础水平，所以医生会叮嘱患者"卵泡早期，即月经的第 2～5天抽血"，以判断其体内性激素的基础状态。

随着卵泡期卵泡的不断发育，卵巢中的优势卵泡破裂，成熟卵子被排出。此时即为排卵期，多发生在下次月经来潮前 14 日左右。卵巢只有经历了排卵，才会形成黄体，即迎来黄体期。

黄体期是指排卵后至下次月经来潮的时期，此期卵巢可以产生雌、孕激素（卵巢只有在黄体期才会分泌孕激素），使子宫内膜继续增厚，同时出现分泌现象。每个人的黄体期都是固定的14 天，临床上常用的孕激素类药物，如地屈孕酮，均需在此期服用。因此也就有了所谓的"下次月经前 14 天开始服药"。

Q: 正常月经是什么样的?

世界各国对正常月经界定的范围尚不统一。根据我国相关标准，正常的月经应满足以下条件。

（1）初潮：初潮即第一次月经来潮，通常在乳房发育后的

2～3年出现，一般认为11～16岁出现初潮属于正常范围。16岁以后月经尚未来潮者应当引起临床重视。

（2）周期：指两次月经第1天的间隔时间，21～35天均属正常范围。当出现≥6个月无月经来潮时，称为闭经。很多患者认为自己每次月经都会提前几天，或者超过了1个月，属于不正常的状态。其实这是一个很大的误区，因为我们的月经周期并不一定是正正好好的30天，所以也并不一定每月都在固定的日期来潮。

（3）经期：指每次月经从来潮到完全干净的时间。《异常子宫出血诊断与治疗指南》（2022年）取消了月经过短的说法，仅将经期持续超过7天定义为月经过长。

（4）颜色：月经血主要由动脉血组成，包含少部分静脉血，通常呈暗红色。出血速度越快、血量越多、在体外停留时间越短，颜色越红，反之则越深。

（5）规律性：近1年内月经周期之间的变化＜7天。

（6）经量：指一次月经的总失血量，既往指南将正常经量定义为5～80 mL，而《异常子宫出血诊断与治疗指南》（2022年）则更注重强调与既往经量的对比，强调患者的个人感觉。如果自觉经量增多，影响生活质量，即为月经过多；如果自觉经量较以往减少，甚至点滴状，即为月经过少。此时，应积极寻找可能的病因，并采取相应的措施进行干预。

Q: 不正常的月经是什么样的?

月经不正常的类型较多，可能有如下表现。

（1）月经过多：自觉经量较以往增多，影响生活质量。

（2）月经过少：自觉经量较以往减少，点滴状。

（3）经期延长：经期＞7 天。

（4）月经频发：月经周期＜21 天。

（5）月经稀发：月经周期＞35 天。

（6）闭经：≥6 个月无月经来潮。

（7）不规律月经：近 1 年内月经周期之间的变化≥7 天。

Q: 月经发黑、有血块是怎么回事？

月经血中含有大量的抗凝血物质，如前列腺素、纤维蛋白溶酶，使得月经血不会发生凝固。当经量较大时，抗凝物质没有足够的时间发挥功能，就会导致血块的出现。如果这种情况持续时间较长、经量过多，应及时就医以排除一些器质性疾病的发生。

Q: 造成痛经的元凶是什么？

90% 的痛经是原发性的（从月经初潮就有），目前认为造成这种痛经的元凶是子宫内膜分泌的前列腺素、缩宫素及血管升压素等，其造成子宫短暂的供血不足甚至严重缺血，从而引发疼痛。

痛经时可以使用非甾体抗炎药其不含吗啡成分，因此是没有成瘾性及依赖性的。少部分痛经属于继发性痛经，是由疾病所引起的，此时需要及时就医。

Q: 为什么青春期月经会出现紊乱？要不要治疗？

青春期女孩的下丘脑 – 垂体 – 卵巢轴尚未成熟，往往在月经初潮的 2 ～ 4 年后才会真正建立稳定的月经周期。若孩子出现初潮异常（性早熟或原发性闭经）、月经周期异常（月经来潮后停止 3 个周期或 6 个月以上）或经期、经量的异常（月经淋漓不尽、经期延长至 10 天甚至半个月以上），需要及时就诊。

Q: 女性性激素检测都是哪几项？

女性性激素是与支配女性排卵和月经来潮有关的激素。排卵和月经调控系统是一个复杂的立体网络系统，这些激素分别产生于下丘脑、垂体和卵巢等器官，有近 20 种之多。通常临床医生会选择能最直观反映月经调控问题的几种性激素进行检测，例如来自垂体的卵泡刺激素（FSH）、黄体生成素（LH）、催乳素（PRL），以及来自卵巢的孕激素（P）、雄激素（T）和雌激素（E_2）。大多数医院为了方便医生开医嘱和减少患者取血设立了这六项组合检测。但也有医院或医生根据自家患者疾病群特点另有组合，或者单独检测某一项或几项激素。不论检查哪几项，目的只有一个：了解患者卵泡发育和月经调控的状态。

Q: 检测女性性激素应该在什么时间取血？

什么时间取血取决于医生想通过检测了解什么信息。大多数女性性激素（如 FSH、LH、E_2、P）分泌释放是有很强周期性的，月经周期的每一天这些激素水平都不一样，有些激素的周期变化幅度非常大，相隔几天就可能从高峰跌落谷底。所以，医生会选择一些特征明确的时机检测，这样才能更有针对性了解女性内分泌状态。例如，想了解卵巢储备是否还充足，通常选择月经来潮的第 2～4 天取血；想了解备孕女性孕酮是否足够，通常选择经前 5～7 天或基础体温上升第 7 天左右取血；如果是已经停经很长时间的妇女，就可以随时取血；还有一些正在进行辅助生育治疗的妇女，医生为了了解卵泡发育程度或评估超促排卵产生不良反应的风险，会指定特定某一天取血。因此，检测女性性激素不是简单开单，一定要配合医生使其充分了解病情，按照医嘱取血。

Q: 检测女性性激素当天能不能吃饭？

很多女性对此产生疑惑，为什么有时医生强调空腹，有时医生又嘱咐就诊当天就做呢？其实很简单，如果检测的激素里有催乳素，就要注意取血条件。

催乳素和其他大多数女性性激素不同，其分泌受很多因素的干扰，包括睡眠、高蛋白饮食、饥饿、剧烈活动和情绪状态等。因此，如果检测的主要目的是了解催乳素水平，需要在安静清醒状态下取血时，取血前一天应做到睡眠良好，如果刚刚结束剧烈运动，建议先静坐 20 分钟以上，不要求空腹但要避免高蛋白饮食，最好上午 10～11 时取血测定。但是，因为催乳素异常导致的月经异常和排卵异常只占极小一部分，因此有时医生在不重点怀疑催乳素分泌异常的情况下，为了避免患者多次往返，即使检测项目中有催乳素也不做特殊要求了。

如果第一次检测催乳素水平显著高于正常（参考上限 3 倍以

上），那么这一次检查就可以确定有异常，而不必考虑是取血条件的影响。当第一次检测中发现催乳素仅仅是轻度升高时，需要隔一段时间复查一次，这种情况下就要对取血的条件做相对严格的要求了。

Q: 女性性激素的检测结果为什么有时不标正常值?

大多数人体指标的检测结果都会在后面给出一个正常范围，当检测值超出这个范围时还会标出一个箭头提醒医生和患者注意。但是很多时候患者会发现女性性激素的报告单上没有这样的箭头标识，甚至正常范围也没有出现。

人体的大多数数据分布都是正态分布，例如身高、体重和多数生化结果，最低和最高的 5% 要标出来提醒医生注意，中间的90% 都视作正常人群。但女性性激素在周期里每一天都在变化，有些天应该低，有些天低了就不正常，反之亦然。因此检测平台无法给出异常的标识。

有时检测平台会把所有检测值的中间 90% 给出一个范围，但这和人体其他指标的正常范围也是有区别的，通常仅仅是为了方便医生解读时参考，称作参考范围。当患者年龄过小时（如儿童期）这个参考范围也不适用，就不会在报告单上出现了。

Q: 女性性激素检测结果拿到后怎么解读?

因为女性性激素的分泌是一个复杂的网络系统，互相影响，并随着时间推移不断变化，所以患者一般很难从检测报告单上推断出自己的问题。有经验的医生可以从单独一个报告单上几个激素的特征组合推断出大致的女性内分泌状况，经验欠缺的医生则需要结合临床表现和一些其他的辅助检查（如超声下卵巢和子宫内膜情况）才可以精准定位问题所在。因此，女性性激素检测报告拿到后建议再挂号正规就诊一次，有条件的情况下就诊有妇科内分泌经验的医生。

有几种激素波动不大，可以像人体其他生化指标一样看绝对值，例如，人绒毛膜促性腺激素（hCG）升高提示和怀孕有关；催乳素（PRL）升高可能有垂体瘤；睾酮（T）、雄烯二酮升高可能提示多囊卵巢综合征，遇到这几个激素有升高箭头提示时，也可以先大致自我判断一下。

▶▶▶ 第二章

痛经、
经前期综合征

第一节

痛经

Q: 什么是痛经?

痛经是最常见的妇科症状之一，指月经前后或月经期出现下腹部疼痛、坠胀，伴有腰酸或其他不适，还有患者会出现恶心、呕吐、腹泻、头晕、乏力等症状。

Q: 为什么会痛经?

痛经应分为原发性和继发性两类。原发性痛经指无器质性病变的痛经，90% 以上的患者为原发性痛经；继发性痛经指由盆腔器质性疾病引起的痛经。

原发性痛经的发生主要与月经来潮时子宫内膜中前列腺素含量的增高有关，前列腺素含量增高可引起子宫平滑肌过强收缩，造成子宫缺血、缺氧进而出现痛经。增多的前列腺素进入血液循环，还可引起心血管和消化道症状。血管加压素、内源性缩宫素及 β‑内啡肽等物质的增加也与原发性痛经有关。此外，原发性痛经还受精神、神经因素影响，疼痛的主观感受也与个体疼痛阈值有关。

继发性痛经与盆腔器质性疾病有关，如子宫内膜异位症、子宫腺肌病、盆腔炎、子宫肌瘤或子宫内膜息肉等。

Q: 痛经需要治疗吗？该如何治疗？

应对痛经应首先鉴别痛经为原发性还是继发性。

对于原发性痛经患者，可进行心理治疗，月经时的轻度不适是正常生理反应，消除紧张和顾虑可缓解疼痛。足够的休息和睡眠、规律而适度的锻炼、戒烟等均对缓解疼痛有一定的帮助。疼痛不能忍受时可辅以解热镇痛药物治疗，如布洛芬、酮洛芬、吲哚美辛栓等药物，通过口服或肛塞方式使用，在月经来潮即开始服用效果佳，可连服 2～3 天。对于有避孕需求或痛经严重的女性，可选择口服短效避孕药，通过抑制排卵减少前列腺素含量以缓解痛经，必要时可同时口服止痛药物。

对于继发性痛经患者，需进一步明确病因，积极治疗原发病。

Q: 痛经需要忍着吗？吃止痛药会有坏处吗？

轻度痛经为有疼痛感，但不影响日常活动，很少用止痛药；中度痛经为日常活动受限，对工作生活有一定影响，可选择口服止痛药物，且止痛药有效；重度痛经为日常活动及工作明显受限，并伴有全身症状，如恶心、呕吐、头晕、乏力等，这部分患者使用止痛药效果可能不好。当患者为轻度痛经时可选择不使用药物，中度、重度痛经影响生活时无须强行忍耐。

女性在痛经时吃止痛药，一般对身体没有特别严重的伤害，仅少数人会出现恶心、呕吐、胃肠道不适、胃灼热、转氨酶升高、头痛、头晕、精神紧张、嗜睡等不良反应，因此有消化道溃疡史、胃肠道出血或胃穿孔患者禁用。

Q: 痛经会导致不孕吗?

原发性痛经不会引起不孕。

继发性痛经可能导致不孕,如严重的子宫内膜异位症、盆腔炎症、子宫发育畸形等。

Q: 痛经会遗传吗?

痛经一般不会遗传。原发性痛经并不是遗传病,痛经会受到精神因素、环境因素的影响,具体的疼痛感受与痛阈值也有关。继发性痛经,如子宫腺肌病、子宫内膜异位症等导致的痛经,可能与遗传存在相关性,但尚不明确,也可能与亲属之间生活方式、心理状态等有关。

Q: 怀孕可以治疗痛经吗?

在怀孕生产之后,身体内分泌环境发生改变,部分原因导致的痛经是有可能得到缓解的。如因宫颈梗阻、子宫位置异常导致经血流出不畅引起的痛经,在顺产后子宫口狭窄、子宫颈梗阻的情况得到缓解,子宫位置异常在一定程度上改善,痛经就会得到缓解甚至消失。

此外,子宫内膜异位症、子宫腺肌病引起的痛经在孕期可延缓疾病进展,因此有些患者在分娩过后自觉痛经较孕前改善,但产后恢复正常月经后仍存在疾病进展、痛经反复的可能。

Q: 为什么年轻时不痛经后来开始痛了？

原发性痛经在青春期多见，常在初潮后 1～2 年内发病，疼痛多自月经来潮后开始，最早出现在经前 12 小时，以行经第 1 日疼痛最剧烈，持续 2～3 日后缓解，疼痛常呈痉挛性，通常位于下腹部耻骨部位，可放射至腰部和大腿内侧，妇科检查无异常发现。

继发性痛经多在初潮数年后出现，好发于育龄期女性；疼痛开始于月经来潮前，经期前半期最为严重，此后减轻直至结束；也可出现进行性加重；部分患者有下腹坠胀、牵涉痛、性交痛。因此，如果痛经为育龄期出现或伴有进行性加重时，建议患者去医院就诊排除继发性痛经可能性。

Q: 痛经需要做什么检查？

一般医生会进行问诊采集病史、妇科查体、阴道分泌物检查，必要时结合辅助检查明确痛经原发病因，如妇科彩超等影像学检查，行宫腔镜、腹腔镜手术等进一步明确诊断，确定生殖器官情况。

第一节

经前期综合征

Q: 什么是经前期综合征?

有些女性发现自己在月经前无法控制情绪,总是莫名烦躁,想要发脾气,同时还会出现一些别的症状,如头痛、失眠、乳房胀痛、盆腔肿胀的感觉,这些都属于经前期综合征的表现。

经前期综合征是一种发生于育龄期女性的临床综合征,周期性反复出现,在黄体期出现症状,月经来潮后症状自然消失。这些症状包括躯体症状、精神症状和行为改变,盆腔肿胀和乳房胀痛是典型的躯体症状。精神症状包括抑郁、焦虑、易怒、丧失信心和情绪波动等,行为改变包括注意力不集中、记忆力减退等。经前焦虑症(premenstrual dysphoric disorder,PMDD)属于经前期综合征(premenstrual syndrome,PMS)的严重类型,经前焦虑症是指精神症状严重到对日常生活造成障碍,严重影响到个人的社会关系和职业活动。

Q: 为什么会得经前期综合征?

在门诊很多患者都会追问医生,"我来月经并不紧张,为什么在月经前和月经期那么不舒服,就像大病一场,我为什么会得经前期综合征？"经前期综合征和很多慢性疾病一样，目前没有完全研究清楚它的具体病因，现有的研究认为，经前期综合征是由于多种因素之间的相互影响引起的，可能与内分泌失调、社会心理因素、神经递质异常等有一定关系，但相关研究不足。

经前期综合征是育龄期妇女发病率较高的疾病之一，95%的育龄期妇女都出现过经前期综合征的相关症状，其中症状严重到可确诊为经前期综合征的女性约占 5%。

Q: 怎么根据自己的症状判断是不是经前期综合征？

如果您在月经前出现了以下症状，那么就需要警惕了。这些症状包括乳房胀痛、肢体水肿、焦虑抑郁、饮食睡眠习惯改变、注意力不集中、记忆力减退等。

经前期综合征的最主要的特点是周期性反复出现，最主要的诊断依据是发病时间，而不是症状类型及对日常生活的影响程度。个别女性的症状特征并不影响诊断，区分生理性月经症状和经前期综合征必要的一点是：症状在月经周期的黄体期出现并对生活质量造成不良影响。

当怀疑自己患有经前期综合征时，应当每天记录自己的症状并持续至少 2 个月经周期，在这期间不服用任何药物，填写症状严重程度每日记录量表。该量表包括经前期综合征的常见症状，包括郁闷、焦虑、紧张不安、敏感、急躁易怒、睡眠问题、乳房胀痛、头痛，对日常工作学习、社交活动的影响等方面，以及对每个症状的严重程度的评分。进行问卷自测后将结果交给医生来分析症状出现的时间和频率。但症状的回顾性记忆有时是不可靠的。

Q: 经前期综合征的发病机制是什么?

经前期综合征的发病机制尚不明确。目前发现通过补充雌孕激素联合制剂减少激素水平的生理性波动后，能有效缓解症状，因此经前期综合征可能与黄体期雌孕激素的水平下降有关。

此外，研究发现黄体期体内 5-羟色胺等神经递质活性改变，可导致行为、精神等方面的变化。社会心理因素对经前期综合征的发生也有一定的影响，但相关研究不足。

Q: 经前期综合征会遗传吗?

遗传病是指完全或者部分由于遗传因素决定的疾病，经前期综合征并不属于遗传性疾病。有关其病因和病理生理机制的研究表明，多种因素均在经前期综合征的发病中起到作用。

目前尚未发现针对经前期综合征的明确遗传学证据。多项临床研究表明患者的激素水平、生活状态、社会环境与经前期综合征相关，不能排除遗传因素在其中可能存在的作用。

Q: 经前期综合征有什么加重的因素吗?

精神因素是参与经前期综合征发病机制的重要因素，部分患者在情绪紧张时症状就会加重。很多女性在月经前因为情绪不稳定，常常和周围的人吵架，虽然自己也不愿意这样，但是就是控制不好自己的情绪，吵架后又很后悔，建议女性朋友在月经前注意调整自己的情绪，避免和人发生冲突，这样对疾病没有好处。

此外，还有一些女性常常会加班到很晚，事业心非常强，经常忙碌到天天加班，这样会让自己的压力比较大，睡眠时间也不够，这种情况也容易加重病情，所以大家需要注意。

Q: 经前期综合征可以通过运动等方式改善吗？

运动疗法在多个关于经前期综合征的高质量临床研究中被证实是有益的。选择持之以恒的运动，如跑步、打球、游泳、爬山、骑车、瑜伽等体育锻炼方式，不仅可以减轻经前综合征的症状，同时也可以减轻工作压力，降低心血管疾病、恶性肿瘤等疾病的发病概率。

Q: 经前期综合征不断加重是不是器质性改变？

经前期综合征需与其他妇科器质性疾病鉴别，如子宫肌瘤、子宫内膜息肉、子宫腺肌病、子宫内膜异位症等。这些器质性疾病引起的躯体症状，如痛经、月经改变等，也可伴随精神症状，可通过症状日记、影像学检查及其他辅助检查手段进行判断。精神社会因素是经前期综合征的最常见的诱发因素，而不是器质性疾病的诱因。

Q: 经前期综合征有哪些治疗药物？效果怎么样？

经前期综合征的最主要的治疗药物包括复方口服避孕药、维生素 B_6、选择性 5- 羟色胺再摄取抑制剂等。

复方口服避孕药就是常说的雌孕激素联合制剂，含有屈螺酮的复方口服避孕药在研究中已经被证实很有效，屈螺酮炔雌醇片（Ⅱ）可被用于治疗经前期综合征，于来月经第一天开始服用，每日 1 次，每次 1 片，连续 28 天为一个周期。

选择性 5- 羟色胺再摄取抑制剂包括氟西汀、帕罗西汀、舍曲林、艾司西酞普兰和西酞普兰等。可连续口服或在月经的黄体期（第 15 ～ 28 天）口服低剂量选择性 5- 羟色胺再摄取抑制剂，例如西酞普兰 / 艾司西酞普兰每日 10 mg，若缓解效果不明显，可适当提高剂量至每日 20 ～ 40 mg。

此外，促性腺激素释放激素激动剂（GnRHa）在治疗严重的经前期综合征方面非常有效，如亮丙瑞林、戈舍瑞林。螺内酯也可用于缓解躯体症状。当药物治疗无效时，需要长期使用 GnRHa 治疗，当其他妇科情况提示存在手术指征时，可以考虑进行子宫切除术和双侧卵巢切除术。

Q: 中药对经前期综合征有效果吗？

古代中医学中有如"经前发热""经前烦躁"等论述。目前认为月经前后诸证之所以随月经周期发作，与经期气血盈虚变化及体质有密切关系，不同证型用药方案也不同，一般情况下以活血化瘀、祛痰除湿的中药治疗为主，是有一定效果的。

Q: 经前期综合征需要心理治疗吗？有哪些方法？

经前期综合征有多种治疗手段，心理治疗也是经前期综合征的有效疗法之一。目前认为，在治疗患有严重经前期综合征的女性时，认知行为疗法可作为常规治疗手段，如果认知行为疗法对患者有效，可以避免药物治疗及其潜在的不良反应。

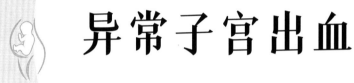

▶▶▶ 第三章

异常子宫出血

Q: 什么是异常子宫出血？怎么自己判断月经是否正常？

月经是指伴随卵巢周期性变化而出现的子宫内膜周期性脱落及出血。

正常月经具有周期性及自限性。①出血的第 1 日为月经周期的开始，两次月经第 1 日的间隔时间称一个月经周期。一般为 21 ～ 35 日，平均 28 日。②近一年的月经周期规律性小于 7 天为规律月经。③每次月经持续时间称经期，一般为 3 ～ 7 日，平均 4 ～ 6 日。④经量为一次月经的总失血量，正常月经量为 5 ～ 80 mL，超过 80 mL 时为月经过多。

异常子宫出血是妇科常见的症状和体征，是一种总的术语，指与正常月经的周期频率、规律性、经期长度、经期出血量中的任何 1 项不符，源自子宫腔的异常出血，即不符合正常月经定义的子宫出血。

Q: 异常子宫出血的原因是什么？

异常子宫出血的病因分为 9 个类型，可初步分为子宫结构性异常和子宫非结构性异常两大类。其中结构性原因包括子宫内膜息肉、子宫腺肌病、子宫肌瘤、子宫内膜恶变和不典型增生；非结构性原因包括全身凝血功能异常相关疾病、排卵障碍、子宫内膜局部异常、医源性因素和其他未分类原因等。导致异常子宫出血的原因，可以是单一因素，比如子宫腺肌病；也可能是多因素并存治病，比如子宫肌瘤合并子宫内膜息肉及排卵功能障碍；有时还存在原发病（如再生障碍性贫血）。

Q: 异常子宫出血和运动有关吗？还能运动吗？

异常子宫出血与运动无关，但如果为长期剧烈运动或芭蕾舞、现代舞等训练，易致运动性闭经（≥6个月无月经），这与患者的心理背景、应激反应程度及体脂下降有关。如果仅为普通强度运动，一般不会导致异常子宫出血。

异常子宫出血患者是否能运动需综合原发疾病、身体一般状况及是否贫血等综合判断，如果为出血性疾病导致的异常子宫出血，建议尽量控制运动，若病情严重，则不建议运动；如果为长期经量大导致的贫血，出现头晕、乏力等症状，则不建议运动，防止受伤。

Q: 异常子宫出血和"宫寒"有关吗？

异常子宫出血是一种西医的说法，即指与正常月经的周期频率、规律性、经期长度、经期出血量中的任何1项不符，源自子宫腔的异常出血。

而"宫寒"是一种中医的说法，即肾阳不足，女性常表现为四肢发冷、月经不调、经血流通不畅，甚至会引起闭经，影响女性怀孕。从中医角度上看异常子宫出血的原因很多，"宫寒"导致的异常子宫出血只是其中的一种因素。

Q: 如何判断自己月经量过多？

很多女性对月经过多不了解，甚至觉得月经多代表自己卵巢功能好，但其实月经长期过多会导致贫血，需要患者和医生进行关注并管理。如果出现以下几种情况可考虑有月经过多：①月经初潮时大出血；②经期延长≥ 8 日；③ 1 ～ 2 小时即浸透和 / 或需要更换卫生巾；④严重的缺铁性贫血；⑤阴道出血量多，渗透衣物；⑥阴道出血伴有血块，尤其是血块直径＞ 2 cm。

目前英国国家健康与临床优化研究所对月经过多的定义：当月经期出血量影响妇女的身体、情绪、社会和物质生活质量，无论是单独发生还是与其他症状并发，就可诊断为月经过多。

Q: 有血块是代表月经量大吗？月经量大有什么危害？

经血中含有较多的纤溶酶，可以使血液中的纤溶蛋白原溶解，所以一般经血中无血块，但有时经血流速较快，则会有少量血块，属于正常现象，如果血块过大、过多，则可疑有异常，可根据上述 PBAC 量表评值是否月经量大或及时去医院就诊。第一，月经量大会导致贫血，贫血则会影响全身各个系统，短期内贫血可表现为头晕、乏力等，如果为长期严重贫血可出现组织缺铁表现，表现为异食癖等；第二，经血是良好的细菌培养皿，若月经量大且没有及时更换卫生巾，可导致生殖道炎症。

Q: 月经血是体内"毒素"的排出吗？

月经是指伴随卵巢周期性变化而出现的子宫内膜周期性脱落及出血。月经血呈暗红色，主要为血液，此外，还有子宫内膜碎片、宫颈黏液及脱落的阴道上皮细胞，并非人们口中说的"毒素"，这点需要纠正。

Q: 月经前的褐色分泌物算月经吗?

月经前的褐色分泌物严格意义上来说不算月经,褐色分泌物是由于子宫内膜慢慢开始脱落引起的,一般较少,是月经来的前兆,预示着月经即将到来,但并非已经到来。

Q: 异常子宫出血需要做什么检查?

针对异常子宫出血的诊治,首先要规范查体,如果为有性生活的育龄期妇女,首先要行尿妊娠检查,排除妊娠导致的出血,其次行阴道检查,排除阴道及宫颈的出血,建议有性生活的女性每年都要行液基薄层细胞学检查(TCT)和人乳头瘤病毒(HPV)检查,以排除宫颈癌或癌前阶段导致的宫颈出血。

接下来要根据患者的病史、主诉及查体,考虑出血可能的病因,并根据病因进行针对性检查。①血常规可了解患者贫血程度。②促甲状腺激素、性腺六项及基础体温测定可确定是否有排卵障碍相关的异常子宫出血或黄体功能不足。③通过盆腔超声检查可筛查是否有子宫内膜息肉、子宫腺肌病、子宫肌瘤、子宫内膜恶变和不典型增生导致的异常子宫出血。④必要时可完善宫腔镜、腹腔镜及子宫内膜活检,若结果均为阴性,考虑可能有子宫内膜局部异常或其他未分类原因导致的异常子宫出血。⑤如同时有个人或家属出血倾向史,需请血液科会诊,完善相关检查确定是否有全身凝血功能异常相关疾病导致的异常子宫出血。

Q: 经量多但无自觉症状需要治疗吗?

这种情况需要先完善相关检查,明确是何原因导致的异常子宫出血，不可延误原发疾病的治疗。若原发疾病病情稳定，且未继发贫血等相关并发症，可暂观察，定期随访。若原发疾病为恶性或病情严重，或继发严重贫血等并发症，则需及时治疗。

Q: 什么是经间期出血？经间期出血需要治疗吗？

经间期出血是指介于两次正常月经之间的源自宫腔的出血，一般出血量少或为点滴状出血。经间期出血按出血时间分为卵泡期出血、排卵期出血、黄体期出血。经间期出血的原因可分为结构性和非结构性原因。结构性原因包括子宫内膜息肉、宫颈病变、黏膜下肌瘤、子宫内膜增生、剖宫产瘢痕憩室等。非结构性因素有激素水平的波动、黄体功能不全、凝血功能异常等。

排卵期出血是有规律的，持续 1～3 天自行血止，主要原因是排卵期前雌激素水平短暂下降，引起子宫内膜脱落，从而发生少量突破性出血，排卵后随着黄体的形成，分泌雌孕激素，内膜得以修复而血止。

排卵期出血量少且不影响受孕者可暂观察不予治疗，若出血量多或影响受孕可在月经来潮的第 2～5 天开始口服避孕药 3～6 个月调整出血情况，或在排卵期补充少量雌激素。

对于黄体功能不全导致的经间期出血可经前期补充孕激素治疗。

如果为子宫内膜息肉、黏膜下肌瘤、剖宫产瘢痕憩室等导致的经间期出血，可考虑手术治疗。

Q: 青春期初潮后月经不规律需要治疗吗？

女孩初潮后月经周期不规律，属于正常现象。女孩在刚开始来月经时，下丘脑－垂体－卵巢轴的功能还没有发育完善，需经历大概 2～3 年的时间，内分泌轴的功能逐渐完善后，月经才能从不规律月经变成规律的正常月经。所以初潮后月经周期不规律，可暂观察。

若月经长期不规律，则需及时诊治。但如果表现为经期延长或经量多，需及时就诊，完善相关检查排除结构性及出血性疾病相关的异常子宫出血，如为上述原因所致则需治疗。

Q: 异常子宫出血怎么治疗？能治好吗？

异常子宫出血的治疗方式需根据病因、症状轻重、患者年龄、生育需求等综合选择，有药物治疗及手术治疗等。其中药物治疗又分为激素治疗与非激素治疗，手术治疗又分为保留生育功能的手术治疗和不保留生育功能的手术治疗。若为结构性因素导致的异常子宫出血，如子宫肌瘤、子宫内膜息肉等，在手术治疗后是可以治愈的；但若为非结构性因素导致的，需根据具体疾病具体分析，比如多囊卵巢综合征是以持续性无排卵、卵巢多囊性改变、高雄激素为特征的综合征，治疗目标是调整月经周期、促排卵等。

Q: 月经稀发、不规律的原因是什么？怎么治疗？

月经周期＞35 日定义为月经稀发，近一年的月经周期规律性≥7 天定义为不规律月经。以上主要是由无排卵导致的异常子宫出血，可见于青春期、育龄期及绝经过渡期。

在青春期，下丘脑－垂体－卵巢轴对激素间的反馈调节尚未成熟，卵巢虽有卵泡生长，但卵泡发育到一定程度即发生退行性变，形成闭锁卵泡，无排卵发生；在绝经过渡期，卵巢功能不断衰退，卵泡近于耗尽，剩余卵泡往往对垂体促性腺激素的反应性低下，故不排卵；生育期妇女有时因应激、肥胖或多囊卵巢综合征等因素影响，也可发生无排卵。

由于长期单一雌激素的作用，子宫内膜可表现不同程度的增生性改变，故需及时用药调整月经周期。治疗原则为青春期少女以止血、调整月经周期为主；生育期妇女以止血、调整月经周期和促排卵为主；绝经过渡期妇女则以止血、调整月经周期、减少月经量、防止子宫内膜癌变为主。止血及调整月经周期以激素治疗为主，包括雌激素、孕激素及复方短效口服避孕药。药物治疗无效或有药物治疗禁忌证、无生育要求的患者，尤其是不易随访的年龄较大者，可考虑手术治疗。

Q: 异常子宫出血患者能吃避孕药治疗吗？

复方短效口服避孕药是雌孕激素组成的复合制剂。雌激素成分主要为炔雌醇，孕激素成分各不相同，构成不同配方及制剂。复方短效口服避孕药可减少月经量，治疗痛经，降低雄激素水平，周期性使用可调整月经周期，连续长期使用可降低子宫内膜癌和卵巢癌的风险，对各种无结构性改变的因素导致的异常子宫出血均有不同程度的治疗作用。

对于异常子宫出血若选择药物治疗且排除应用禁忌证后则首选雌孕激素联合避孕药，青春期女性是可以服用的。避孕药主要是用来调整体内雌孕激素的水平，大可不必谈避孕药色变，避孕作用仅仅是其作用之一。

Q: 避孕药有不良反应吗？对未来生育有没有影响？

避孕药的不良反应主要有以下几点。①类早孕反应：服药初期约 10% 的妇女出现食欲缺乏、恶心、呕吐、乏力、头晕等类似妊娠早期的反应，一般不需特殊处理，坚持服药数个周期后不良反应可自然消失。②不规则阴道流血：多数发生在漏服避孕药后，少数未漏服避孕药者也会发生，尤其是刚开始服用的患者。轻者点滴出血，不用处理，可随着服药时间延长而逐渐减少直至停止。流血偏多者，每晚在服用避孕药的同时可加服雌激素直至停药。③闭经：有 1%～2% 妇女发生闭经，常发生于月经不规律妇女。④体重及皮肤变化：早期研制的避孕药中其雄激素活性强，个别妇女服药后食欲亢进，体内合成代谢增加，体重增加；极少数妇女面部出现淡褐色色素沉着。近年来随着口服避孕药不断发展，雄激素活性降低，孕激素活性增强，用药量减小，不良反应也明显降低，而且能改善皮肤痤疮等。⑤其他：个别妇女服药后出现头痛、复视、乳房胀痛等，可对症处理，必要时停药做进一步检查。短效避孕药的代谢非常快，没有了药物抑制卵巢就会重新开始排卵，不会影响生育能力，很多女性在停药后的下一个月就可以准备怀孕。

Q: 放曼月乐有不良反应吗？对未来生育有没有影响？

曼月乐是一种含有左炔诺孕酮的宫内节育器，通过缓释技术，每日释放 20 μg 左炔诺孕酮，持续作用于子宫内膜，导致内膜不再跟随卵巢排卵的步伐同步增生而变得萎缩，从而起到避孕及减少月经量的作用。不规则阴道流血是放置宫内节育器常见的不良反应，主要表现为经期延长或少量点滴出血，一般不需处理，3～6个月后可逐渐恢复。少数妇女放置宫内节育器后可出现白带增多或伴有下腹胀痛。

曼月乐对生育力没有影响，不影响卵巢功能，对子宫内膜也具有一定的保护作用，不会影响排卵，取环后可以很快恢复正常的月经周期和生育能力。

Q: 没有性生活的患者能使用曼月乐吗?

对于难治性的异常子宫出血，如先天性凝血功能障碍的青少年女性，即使没有性生活也可以放置曼月乐来减少月经量，防止大出血的发生。

Q: 异常子宫出血和同房有关吗?

异常子宫出血是指来自宫腔的异常出血，而性生活导致的出血（也叫接触性出血）多数与宫颈病变有关，可发生同房后出血的现象。常见的宫颈病变有宫颈息肉、宫颈癌前病变甚至宫颈癌，只有经过妇科检查，才能判断出血是否来自宫颈，定期进行宫颈细胞学检查及宫颈 HPV 检查能早期发现宫颈病变，并进行对症处理。

Q: 月经量变少是不是代表卵巢功能衰退?

多数患者认为月经量减少和卵巢功能减退有关。月经过少的定义是月经量少于 5 mL，最常见的原因为子宫内膜损伤、宫腔粘连等。月经量变少和卵巢早衰大多没关系。

首先，子宫内膜的厚度确实和卵巢分泌的雌激素有关，但卵巢分泌多少雌激素，除了和它自己的功能有关，还与下丘脑 – 垂体 – 卵巢轴有关。

其次，卵巢功能随着年龄增长而减退，是自然规律。对于处于生育年龄晚期的女性，这个正常的减退可能就表现为月经量轻微减少，以及周期的变化。

Q: 月经推迟多久需要就诊？不治疗会有什么危害？

大多数月经推迟为排卵功能异常（不排卵或排卵稀发）导致的，在排除妊娠的情况下，原则上停经 3 个月内需要用孕激素 10 天，然后停孕激素让子宫内膜发生撤退性出血。使用孕激素的原因是子宫内膜长时间接受单雌激素作用容易导致子宫内膜增生甚至恶变，定期孕激素治疗非常必要，可防止子宫内膜过度增生。

Q: 血液系统疾病患者月经量多，去妇科就诊吗？

血液系统疾病，如白血病、再生障碍性贫血及血小板功能障碍等，导致的异常子宫出血最常见的症状之一就是月经量多，并常常表现为急性大出血而就诊于急诊科。首先要保证患者生命体征的平稳，给予紧急控制出血的治疗；若仅表现为月经量多，但未发生急性大出血，可就诊于妇科，完善相关检查，排除其他妇科病变，并在医生指导下使用药物或手术治疗减少并控制月经量，以防止继发性贫血等并发症的发生。

Q: 子宫肌瘤和异常子宫出血有关系吗？怎么治？

子宫肌瘤常导致异常子宫出血、月经量多，子宫肌瘤根据生长部位可分为影响宫腔形态的黏膜下肌瘤与其他肌瘤，前者最可能引起异常子宫出血，但不排除同时存在其他导致异常子宫出血的病因。如果子宫肌瘤合并以下情况需考虑手术治疗：①因子宫肌瘤导致月经量过多，致继发贫血；②严重腹痛、性交痛、慢性腹痛、有蒂肌瘤扭转引起的急性腹痛；③子宫肌瘤体积大压迫膀胱、直肠等引起相应症状，如尿频、便秘等；④因子宫肌瘤造成不孕或反复流产；⑤疑有肉瘤变，即恶变。

子宫腺肌病也为异常子宫出血的病因之一，主要与子宫内膜面积增加、子宫收缩不良和子宫内膜增生有关，目前尚无根治性的有效药物，对于症状较轻、有生育要求及近绝经期患者可试用达那唑、孕三烯酮、促性腺激素释放激素激动剂（GnRHa）或左炔诺孕酮宫内缓释系统（LUG-IUD，曼月乐）治疗，均可缓解症状，但停药后症状可复现。对于年轻或希望生育的子宫腺肌瘤患者，可试行病灶切除术，但术后有复发风险。对症状严重、无生育要求或药物治疗无效者，应行全子宫切除术。

Q: 月经规律但经期延长的原因是什么？怎么治疗？

月经持续时间大于 7 天定义为经期延长，多数患者的月经周期规律，有排卵，虽然黄体发育良好，但萎缩过程延长，可导致子宫内膜不规则脱落，表现为月经周期正常，但经期延长，长达

9 ～ 10 日，且出血量多。在月经第 5 ～ 7 日行诊断性刮宫，病理检查可作为经期延长的确诊依据。

　　治疗可选择孕激素或复方短效口服避孕药。但也要注意有些患者貌似月经周期规律，但是无排卵，此时需要排除子宫内膜增生后进行对症治疗。

▶▶▶ 第四章

卵巢生育力评估

Q: 卵巢的生理功能是什么？是如何调节月经周期的?

　　大家都知道，正常的月经周期表现为每个月稳定的周期性月经来潮，那么月经周期是如何维持的呢？卵巢和子宫在其中发挥了什么作用呢?

　　我们可以把卵巢理解为月经周期维持的"司令部"，卵巢通过调节性激素的变化调控卵泡的发育和子宫内膜的周期性变化。①在月经的前半周期，卵巢分泌的激素促进卵巢中卵泡的生长发育和子宫内膜的增厚；②每个周期中有一个优势卵泡可以发育成熟，在月经周期大约第 14 天（根据每个人月经周期的长短不同会有前后几天的差异）优势卵泡发育成熟后排出，排卵后子宫内膜进一步成熟为胚胎着床做准备；③通常卵子排出后有 24 ～ 48 小时存活时间，假如卵子未能受精，增厚的子宫内膜会在排卵 14 天后自动脱落，表现为月经来潮。在这个过程中，卵巢分泌的性激素发生周期性变化，其中孕激素可以兴奋体温调节中枢，因而在排卵后孕激素的上升也会使女性基础体温升高 0.3 ～ 0.5 ℃，表现为月经周期中体温的双相变化。

　　此外，卵巢也是卵子的储备库，女性的卵子在出生时即固定，在青春期开始后，周期性的排卵使卵巢中储备的卵子逐渐减少，因而卵巢的卵子是逐渐下降且不可逆的。

　　卵巢功能的异常可表现为卵巢周期调节失常、卵巢储备的卵子下降、不排卵，在月经上则表现为月经周期或经期的延长、缩短或闭经，排卵异常则会引起不孕。因而，卵巢功能是维持正常生理周期和妊娠的重要保障。

Q: 卵巢功能随年龄增长的变化趋势如何？

目前我国女性怀孕的年龄在逐渐推迟，许多女性也因此遇到了受孕困难和反复流产的问题，年龄的影响真的如此大吗？这个问题可以分为两方面来讲。

一方面是随着年龄的增长卵巢储备的卵子数量下降。在胚胎时期卵巢中的生殖细胞数目达到高峰，出生后急剧下降，剩100万～200万个；在儿童期多数卵泡发生退化，至青春期剩下30万～40万个；进入青春期后，卵泡持续消耗将减少剩余的卵泡数量。女性最佳生育年龄是25～35岁，过了35岁，激素变化、剩余卵子数、子宫内膜功能都会影响怀孕和生育孩子的能力。随着年龄的增加，卵巢储备的卵子数逐渐减少，低质量的卵子比例逐渐增高，怀孕的概率会逐年下降，胚胎的遗传风险也逐渐增高。

另一方面是年龄的增长使得卵巢功能下降，分泌的激素不足，使得排卵后黄体功能不足以维持，导致胚胎着床失败或流产的发生。

Q: 什么是卵巢早衰？

卵巢早衰是指女性卵巢在40岁之前失去正常功能，主要表现为闭经、不孕，卵巢早衰的病因比较复杂，包括染色体异常、自身免疫疾病、医源性损伤、病毒感染、辐射等。早期可表现为月经稀发、频发或闭经，潮热、盗汗、烦躁、记忆力减退等，原发或继发性不孕。若在40岁之前出现以上症状需及时就医。

Q: 卵巢早衰的危害有哪些？

卵巢早衰（premature ovarian failure，POF）是指 40 岁前闭经，同时伴有低性激素水平、垂体促性腺激素升高的一组综合征。POF 大部分是特发性的，即没有原发性疾病造成卵巢功能不全；但也有部分患者是由于遗传性、感染性原因，或者特殊的酶的缺乏或代谢综合征引起的。POF 在 40 岁以下的女性中总体发生率约 1%。

因卵巢早衰而绝经，常见原因有：卵子储备不足（如性染色体部分缺失或嵌合、基因突变等均可导致虽有卵子，但数量不足而早衰）；某些慢性疾病或消耗性疾病中卵子消耗快会导致提早衰竭；环境中一些物理、化学、放射、病毒因素，以及酗酒与吸烟等影响卵子消耗；卵巢肿瘤破坏卵巢组织或手术切除双侧卵巢。

目前各种恶性肿瘤（如血液病等）在治疗中，由于大剂量的化疗药物及放疗对卵巢功能的伤害，导致部分年轻的患者发生卵巢早衰，尤其是血液病骨髓移植术后的女性，几乎所有的患者都会发生卵巢功能受损或早衰。同时有风湿免疫系统疾病的患者，由于需要使用免疫抑制剂，也易发生卵巢早衰。

对于卵巢早衰，必须明确诊断，其最重要的诊断指标为血中卵泡刺激素 > 40 IU/L 及雌二醇 < 30 pg/mL。

卵巢早衰的患者比一般的女性提前 10 年或更长时间进入更年期，雌激素低下可导致这些患者潮热出汗、睡眠障碍、情绪低落、性生活困难、性交痛、性欲低下、反复尿路感染，容易发生骨质疏松症及骨质疏松性骨折，增加心血管系统疾病的风险，生活质量明显下降。如果没有使用性激素的禁忌证，建议到正规的专科医院接受性激素补充治疗。

Q: 卵巢早衰与遗传相关吗?

经常有患者问，如果我母亲绝经年龄早，我卵巢早衰的概率是否很大?

卵巢功能不全与很多因素相关，其中遗传因素是卵巢早衰的重要原因，占 20% ～ 25%，包括染色体异常和基因变异。如果母亲或母方近亲属有卵巢早衰，则子女出现卵巢早衰的概率会增加。

Q: 卵巢功能减退时有哪些表现?

当卵巢功能减退时，生育力和内分泌功能均出现下降，可导致一系列症状及体征，包括几个方面。①经期提前，经量减少：表现为月经周期越来越短，例如从 27 ～ 28 天逐渐缩短为 23 ～ 24 天，如果连续超过 3 个周期缩短需引起警惕，尤其是伴随月经量减少时。②月经稀发或闭经：月经稀发（指月经周期超过 35 天）或闭经有多种原因，其中卵巢功能减退是其中一种，不论哪种原因均需就医明确。③更年期症状：潮热、盗汗、失眠、疲乏、心烦易怒、阴道干涩、性欲下降，卵巢功能下降引起雌激素水平下降，可引发一系列相关症状。④不孕或反复流产：卵巢功能下降导致排卵功能异常，表现为不排卵或卵子质量下降，导致受精困难。⑤此外，卵巢功能下降引起黄体功能下降，对早孕期的黄体支持不足，可引起反复流产。

Q: 排卵期出血与卵巢早衰有关吗？

排卵期出血这种情况主要是卵泡成熟排卵后，身体内的雌激素水平明显下降，导致子宫内膜脱落，从而引起少量出血，是一种正常的生理现象。除此之外，子宫内膜息肉、子宫肌瘤、子宫内膜其他病变均有可能引起排卵期出血，但均与卵巢早衰关系不大。

Q: 卵巢功能要从哪些方面评估？

卵巢功能主要从以下几方面评估。

（1）年龄：年龄是评估女性生育力最重要的指标之一，在35岁之后女性的卵巢功能开始明显下降，但存在个体差异，年龄越大，卵巢储备的卵子数越低。

（2）性激素：性腺六项是反映卵巢功能的重要指标，基础卵泡刺激素水平 ≤ 10 IU/L 提示卵巢功能正常，基础卵泡刺激素水平 ≥ 25 IU/L 时提示卵巢功能不全，基础雌激素水平的升高也可能提示卵巢功能减退。

（3）抗米勒管激素（AMH）：AMH 在卵泡发育过程中起到招募原始卵泡的作用，AMH 和卵巢储备功能直接相关，一般在青春期达到峰值。AMH 值不受月经周期影响，AMH < 1.1 ng/mL 时提示卵巢储备功能下降。

（4）超声检查：在月经第 2 ～ 3 天行 B 超检查是评估卵巢功能的有效手段，月经初期卵巢中窦卵泡数目反映了卵巢功能的好坏，其预测价值和 AMH 相当。卵巢体积也能部分反映卵巢功能，卵巢体积过小提示卵巢储备的原始卵泡少，卵巢功能不良。

（5）既往试管效果：若既往接受过体外受精 – 胚胎移植，获卵数少于 3 个提示卵巢功能不良。

Q: 什么样的人需要评估卵巢功能?

（1）不孕不育女性，即规律同房 1 年未孕的女性，需评估卵巢功能明确未怀孕原因，以便尽早采取相应措施。

（2）出现可疑卵巢功能下降的表现时，包括月经改变如月经周期缩短、月经量减少、月经稀发或闭经，出现一些更年期症状如潮热、盗汗、失眠、疲乏、心烦易怒、阴道干涩、性欲下降等，应及时就医评估。

Q: 什么是卵巢储备功能?

卵巢储备功能，即评估卵巢中的剩余卵子数量、质量，既可以反映卵巢中的卵子储备情况，同时又可反映女性的生育能力。临床中常使用 AMH 来评估卵巢储备功能，还常用卵巢中窦卵泡数目进行评估。如果 AMH 水平在 1.1 ng/mL 以下，或者窦卵泡数小于 5 个，则提示卵巢储备功能不足，需要尽早进行生育干预或采取助孕策略。

Q: 卵巢储备功能下降与卵巢低反应的区别是什么?

卵巢低反应是卵巢对促性腺激素反应不良的一种病理状态，主要表现为卵巢刺激周期发育的卵泡少、血雌激素峰值低、促性腺激素用量多、周期取消率高、获卵数少和临床妊娠率低。

而卵巢储备功能下降是指卵巢产生卵子能力下降，卵泡质量下降，可表现为月经提前、月经量少、月经稀发、不孕、反复流产等，检查可见 AMH 低、窦卵泡数下降。

Q: 如何进行基础体温监测?

正常月经周期的基础体温为双相，卵泡期为低温相，黄体期为高温相。排卵前为低温相，从排卵日至下一次月经体温升高0.3 ～ 0.5 ℃。这种前低后高（排卵前低，排卵后高）的体温曲线称为双相型体温曲线，提示卵巢有排卵。基础体温测定的方法是：每天早晨醒后，在不起床、不大小便、不说话、不进食的前提下，将体温计放至舌下，测 5 分钟。每天固定起床时间测量为佳。每天记录体温并填在表格中。

Q: 如何使用排卵试纸?

在正常月经周期中，排卵前黄体生成素会达到峰值，排卵试纸通过检测黄体生成素峰值来预测排卵。一般正常月经周期是 28 天，排卵日为下一次月经来潮前 14 天，一般从月经后第 11 天开始测试，连续测试 6 天，若出现强阳性则提示排卵可能性大。

▶▶▶ 第五章

更年期综合征

第一节

快速了解更年期综合征

Q: 卵巢的功能是什么？

卵巢是女性的性腺，它的两大功能之一是生殖功能，卵巢定期排出卵子（大多数人每月排一个卵子），卵子与精子如果在输卵管相遇可形成受精卵，受精卵着床种植在子宫后，一个新的生命就孕育、生长了。卵巢的另一功能是内分泌功能，卵巢中的卵泡，在每个月都有一个能发育、成熟、排卵，在此过程中，卵泡周围的细胞（颗粒细胞及卵泡膜细胞）可以产生雌激素、孕激素及雄激素，每一种性激素对女性都具有十分重要的意义。

很多女性由于卵巢肿瘤或其他原因切除了卵巢，常担心自己会不会变成男性，其实不会，但是失去卵巢会使得体内性激素水平明显下降，或因失去性激素，使得自己一下进入绝经期。

Q: 女性的内外生殖器官是指哪里？

女性的外生殖器官又称作外阴，指生殖器官的外露部分，位于两股内侧之间，前面为耻骨联合，后面以会阴为界。

（1）外生殖器官主要结构

阴阜：耻骨联合前面隆起的脂肪垫，阴毛分布，为尖端向下的三角形。阴毛的疏密、粗细、色泽可因人及种族而异。

大阴唇：为邻近两股内侧的一对隆起的皮肤皱襞，起于阴阜，止于会阴。

小阴唇：为位于大阴唇内侧的一对薄皱襞，含神经末梢，故敏感。

阴蒂：位于小阴唇顶端的联合处，与男性阴茎海绵体相似，具有勃起性，富含神经末梢，极敏感。

阴道前庭：为两小阴唇之间的裂隙，在此区域内，前方有尿道外口，后方有阴道口及处女膜。

（2）内生殖器官主要结构

阴道：为性交器官，也是月经血排出及胎儿娩出的通道。

子宫：为一壁厚、腔小，以肌肉为主的器官。腔内覆盖的黏膜称子宫内膜，青春期后受性激素影响内膜发生周期性改变产生月经。性交后，子宫为精子到达输卵管的通道。在孕期子宫为胎儿发育、成长的部位。分娩时子宫收缩使胎儿及其附属物娩出。

附件：包括输卵管和卵巢。输卵管为卵子与精子相遇的场所，也是向宫腔运送受精卵的管道。卵巢为一对椭圆形的性腺，具有生殖和内分泌功能。

Q: 女性一生是如何分期的?

女性的一生自出生至发育成熟，然后衰老，是一个连续发展的过程，根据身体和心理发育的特点，大致可划分为婴幼儿期、儿童期、青春期、生育期（性成熟期）、更年期及老年期。各个阶段并无固定不变的年龄界限，每一个个体由于受环境、营养、遗传和种族的影响，其身体和心理发育可以有较大的差异。

Q: 只要不来月经了就是绝经吗？

绝经是指月经永久性停止，属于回顾性临床诊断。40 岁以上女性末次月经后 12 个月仍未出现月经，排除妊娠后则可临床诊断为绝经。绝经的真正含义并非指月经的有无，而是指卵巢功能的衰竭。单纯子宫切除的妇女虽然不再有月经来潮，如卵巢功能正常，则也不属于绝经范畴。所以，对于因为其他疾病做过子宫切除的女性，不能通过是否来月经判断是否绝经，需要抽血检查激素水平判断是否处于绝经状态。

Q: 更年期是每个女性必须经历的阶段吗？

是的。卵泡自胚胎形成后总数目就注定了，并且开始了自主发育和闭锁。随着女性到达生育期，每个月排出一个优势卵泡，其余的自行退化闭锁。女性一生中一般只有 400 ～ 500 个卵泡发育成熟并排出，约占总数的 0.1%。随着年龄增加，由于卵巢的衰老，卵泡不可逆地减少，可引起一系列生理及病理的变化。所以，更年期是每个女性必须经历的阶段。只不过，不是所有女性都有更年期症状，有的比较明显，需要就医改善症状，有的则不太明显。因此需要每位女性拥有健康的生活方式，保持身心健康，以平稳度过更年期。

Q: 什么是更年期？

更年期是一个泛指的术语，是指卵巢功能趋于停止、女性由生殖旺盛的生育期向非生育状态的老年期转变的整个过程。该词源于希腊文，含义是一个梯子的台阶，提示登上生命的一个不同时期。每个妇女经历更年期的时间和症状是不同的，通常开始于 40 ～ 45 岁，其标志是月经开始变得不规律，其原因在于卵巢功能的衰退和停止，性激素水平的明显下降。

更年期的相关概念介绍如下。

自然绝经：是指由于卵泡用尽，月经永久停止，绝经是指妇女一生中的最后一次月经。当连续停经 12 个月而无其他病理或生理的原因（如妊娠），末次月经的时间即为绝经时间。我国妇女平均绝经年龄为 49 岁，80% 女性绝经年龄为 44 ～ 54 岁。

人工绝经：指手术切除双侧卵巢（同时切或不切子宫）或医源性停止卵巢功能（化疗、放疗）所引起的绝经。切除子宫、保留一侧或双侧卵巢者，虽然不来月经了，但不能列入人工绝经，卵巢的去留是一个人是否绝经的重要标志。

绝经过渡期：指女性绝经前的一段时期，从开始出现绝经迹象（40 岁左右）开始，也就是从卵巢出现衰退的征兆开始，持续到最后一次月经。即月经开始改变至最后一次月经的阶段。

围绝经期：指女性绝经前后的一段时期，从开始出现绝经迹象（40 岁左右）开始，也就是从卵巢出现衰退的征兆开始，持续到停经后 12 个月。即绝经过渡期加上绝经后 1 年的阶段。

绝经前期：过去指绝经前 1 或 2 年，现改为绝经前整个生殖期，指卵巢有活动的时期，包括自青春期到绝经。

绝经后期：指最后一次月经后的时期，不论是人工绝经还是自然绝经。

更年期：指绝经及其前后至少一年时间，是从生殖期过渡到老年期的一个特殊生理阶段，包括围绝经期前后。更年期历时短则 1 ～ 2 年，长则 10 ～ 20 年，每个女性的更年期时间其实并不是固定的，是一个大致的阶段和范围。

卵巢早衰：40 岁前出现闭经现象，且血卵泡刺激素＞ 40 IU/L，雌二醇＜ 30 pg/mL 方可诊断。

Q: 更年期是怎么形成的?

一个女性一生中月经能来多长时间，是由卵巢中储备的卵子数目决定的，而妇女一生中的卵子储备有限，所以所有女性都会因为卵子耗竭而闭经，称之为绝经。随着卵巢内残余卵泡数目的减少，雌激素水平逐渐降低，女性会出现一系列与低雌激素相关的更年期症状；当卵巢内残余卵泡的数目少于一定数量时，就不再有排卵和月经了，即绝经。

每一个女性体内卵泡数目从出生后就是一定的，绝经的早晚和体内卵泡数有关。通常我国妇女平均绝经年龄为 49 岁左右，40 岁以前绝经为早绝经，也就是卵巢早衰。当女性体内雌激素水平明显下降时，垂体会发生反射性的分泌增加，刺激卵巢的功能，所以绝经后女性体内激素状态是雌激素水平下降、卵泡刺激素明显升高。很多女性在更年期雌激素水平已达到绝经状态时，希望能通过药物来延缓其更年期的到来，实际上这是不可能的，如果希望自己能保持青春，恢复月经，只能通过性激素补充治疗来达到目的。

Q: 更年期有无"前奏曲"?

40 岁过后,尤其是 45 岁左右,很多女性会出现一系列心理不适,常产生不自信、烦躁、焦虑,身体内部似乎被众多的小问题或无以名状的不安所困扰。此类现象和青春期骚动症有些相似。实际上,在围绝经期,雌激素和孕激素的平衡就开始被打破,女性便由于孕激素不足,出现月经紊乱、经期延长、不规则出血。虽然测量血中的性激素水平还在正常范围内,但实际水平已开始下降,并随着时间的推移变得越来越低。这种内在的转变比女性外部特征的改变要隐晦得多,月经仍来,掩盖着衰弱的感觉。月经一旦延后,很多女性便会意识到"更年期要来了?"

Q: 什么是雌激素? 雌激素对女性有什么作用?

雌激素是一组甾体化合物,主要由卵巢产生,此外还可由人工合成。雌激素对女性的主要作用是促进内、外生殖器和第二性征的发育和功能的维持,如乳房丰满隆起、出现阴毛及腋毛、皮肤细嫩水润等。同时雌激素对于全身其他许多器官均有影响(图 5-1),例如足量的雌激素存在有利于钙盐沉积和维持正常骨质。

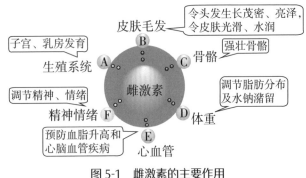

图 5-1　雌激素的主要作用

Q: 什么是围绝经期激素失衡?

在围绝经期，卵巢活动节奏开始减慢，医生们将此命名为"卵巢的跛行"。卵巢内卵泡数目已明显减少，卵泡成熟缓慢，排卵变得稀疏，有些卵泡已渐渐地不再成熟、排出了，直到有一天卵巢排卵完全停止和消失。处于衰退状态的卵泡分泌的雌激素偏低。但尽管卵巢的功能减退，雌激素分泌量变化不定，由于有卵巢外来源的雌激素（肾上腺素成为雌激素的主要源泉，雄烯二酮在血液及脂肪内转化为雌酮而发挥作用）的补充，血中的雌激素水平仍可以保持在正常范围。

排卵后形成的黄体发育不良，卵巢分泌的孕激素（孕酮）减少，当孕酮下降的比率比雌激素下降的比率大时，将打破雌激素与孕激素之间的平衡，这是绝经前期的第一个特征。临床上患者可表现为月经周期缩短，行经时间延长，常在正式来月经前后有阴道淋漓出血。

Q: 围绝经期激素失衡的症状有哪些?

围绝经期，无论在心理上还是生理上，女性都会出现一些症状，如乳房在长时间内发硬、紧绷绷的，甚至出现胀痛；经前期情绪紊乱、精神紧张、烦躁易怒、阵发性出汗、抑郁焦虑、失眠或多梦等；排卵后面部长痘痘；虽然节制进食，体重依然增加；月经周期变得紊乱。这些初期的症状是否发生因人而异，有些妇女症状非常显著，有些妇女又全无端倪。约 1/5 的妇女身体毫无变化，当月经突然停止时就绝经了。

围绝经期由于雌孕激素不平衡，容易发生乳腺增生和纤维瘤。规律来月经时，子宫内膜在周期性雌孕激素的作用下发生脱落，如果孕激素缺乏，孕激素对子宫内膜的保护作用就不存在了，患者容易发生不规则阴道出血及子宫内膜增生。

Q: 围绝经期妇女的月经变化有哪些？

随年龄的增长，卵巢功能平衡失调，常在绝经前表现为月经不正常、月经周期紊乱、经期延长、出血不止等。一般从卵巢功能衰退至月经停止，月经的变化有 4 种情况。

（1）月经稀发：2～3 个月或更长时间行经一次，经量可正常或减少，间隔时间逐渐延长至 4～5 个月或半年，以后则完全停止。

（2）周期缩短，经期延长：有些人周期明显缩短，甚至 20 天就来一次月经，行经期延长可达 10 天左右，常在正常来月经前有褐色出血，正式月经后又发生淋漓出血，提示黄体功能不足。

（3）月经周期紊乱：10%～20% 的妇女月经常后延，数月才来一次月经，来一次月经就可能发生大出血。淋漓出血和阴道大量出血可交替出现，数日或数十日甚至几个月出血不止，提示为更年期无排卵月经。这种不规则出血期间（如阴道淋漓出血达 1～2 个月或大量阴道出血）患者可发生贫血、面色萎黄、全身乏力、心慌、气短。此种情况，需进行详细检查，排除肿瘤引起的出血。

（4）突然绝经：10%～15% 的妇女身体毫无变化，当月经突然停止时就绝经了。

对于这种更年期月经的紊乱，妇女们不必过于紧张和忧虑，这是卵巢功能衰退过程中出现的一些生理改变。如果月经的变化未带来什么痛苦和麻烦，未对工作和生活产生影响，就可不必理会，随着身体对激素水平变化的适应，大多数更年期妇女会平稳度过这一特殊时期。但对那些较长时间的不规则出血或大量出血的患者，要除外生殖器官肿瘤或其他出血性疾病。

Q: 为什么建议更年期月经紊乱的女性行诊断性刮宫术？

目前还无法预测每一个妇女的无排卵月经周期能持续多长时间，此期间月经周期、持续时间和经量变得越来越不规则，直至绝经。更年期女性如果长期月经紊乱，容易发生子宫内膜增生，患子宫内膜癌的风险也明显增加，所以需要进行子宫内膜活检，而诊断性刮宫术是了解妇女是否有子宫内膜病变的最为可靠、有效的办法，而且在患者大量出血时进行诊断性刮宫术可以帮助患者迅速止血。诊断性刮宫术是先刮取宫颈管的组织，再刮宫体部，将刮出物分别送检，以明确病变的性质、部位、累及程度，同时除外子宫内膜增生或子宫内膜癌等疾病。

临近更年期的女性当身体出现不适、月经发生变化时，应及时去医院就诊，首先要除外卵巢肿物、子宫内膜息肉和子宫肌瘤等疾病，才能考虑更年期功能性的月经紊乱。月经停止至少1年方可确诊为绝经，若绝经后再出现阴道出血，就应视为不正常的"绝经后出血"。

Q: 围绝经期哪些情况需要就医？

围绝经期出现下列症状时需要就医。

（1）月经后半期或下次月经前期出现情绪不安、神经紧张、失眠、烦躁易怒、抑郁焦虑等症状。

（2）月经周期不规律。据统计，到 40 岁时，有 25% 的妇女出现月经周期不规律，到 45 ～ 50 岁时，可上升到 40%。

（3）当轻触乳房时，乳房极其紧绷、胀痛或就诊时发现不痛的小结节。

（4）突然出现阵发性轰热感或夜间骤发出汗。

（5）发生突发性头痛。

（6）有遗尿和阴道干燥症状。

Q: 什么是更年期早期症状？

更年期早期症状如下。

（1）月经变化：可表现为月经周期不规则、长期无排卵性出血及月经突然停止。

（2）自主神经系统功能障碍：主要包括潮热、出汗、眩晕、头痛、手指麻木、感觉异常、失眠等。

（3）精神症状和情绪变化：主要包括情绪不稳定、神经质、激动易怒、抑郁、记忆力减退、工作能力下降，甚至企图自杀。

（4）心血管系统的改变：易发生高血压，其特点主要是收缩压升高，血压较易波动，也易发生心前区不适、心悸、气促，动脉粥样硬化及冠心病的发病率明显增加。

Q: 什么是更年期中晚期症状？

更年期中晚期症状如下。

（1）泌尿、生殖道改变：萎缩性膀胱炎，表现为排尿紧迫、尿失禁和尿频，常伴发尿路感染，还易发生萎缩性阴道炎（干燥、灼热、瘙痒）、外阴干燥症、性交困难等。

（2）皮肤变化：表皮变薄、干燥、黑色素增加形成老年斑，易发生绝经期皮炎，皮肤瘙痒症等疾病。

（3）骨质疏松：绝经后女性骨矿量丢失的速度明显加快，尤其是在绝经后 3～7 年内，容易导致骨质疏松症从而引起骨折。

（4）冠心病风险明显增加。

Q: 更年期综合征的症状如何评估?

临床上应用最广泛的更年期症状评分表如表 5-1 所示，可以评估用药前、用药后更年期的相关症状及治疗效果。

表 5-1　改良 Kupperman 评分标准

症状	基本分	程度评分			
		0	1	2	3
潮热出汗	4	无	＜ 3 次 / 天	3 ～ 9 次 / 天	≥ 10 次 / 天
感觉异常	2	无	与天气有关	平常有冷、热、痛、麻木感	冷、热、痛感丧失
失眠	2	无	偶尔	经常，服安眠药有效	影响工作生活
情绪波动	2	无	偶尔	经常，能自控	经常，不能自控
抑郁、疑心	1	无	偶尔	经常，能自控	失去生活信心
眩晕	1	无	偶尔	经常，不影响生活	影响日常生活
疲乏	1	无	偶尔	上四楼困难	日常生活受限

续表

症状	基本分	程度评分			
		0	1	2	3
骨关节痛	1	无	偶尔	经常，不影响功能	功能障碍
头痛	1	无	偶尔	经常，能忍受	需服药
心悸	1	无	偶尔	经常，不影响生活	需治疗
皮肤蚁走感	1	无	偶尔	经常，能忍受	需治疗
性生活	2	正常	性欲下降	性生活困难	性欲丧失
泌尿系感染	2	无	偶尔	＞3次/年，能自愈	＞3次/年，需服药

注：①症状评分＝基本分×程度评分，各症状分数相加之和为总评分。
②总评分＞35分为重度，20～35分为中度，＜20分为轻度。

Q: 为什么会出现更年期综合征？

更年期综合征以雌激素水平下降、内分泌失调为基础，同时也受心理因素、社会及文化背景等影响。更年期综合征出现的严重程度与体重、健康状况、心理状况、情绪、环境、性格和文化修养等有密切关系。

（1）身体方面的变化：绝经期由于雌激素分泌过少，会引起卵巢的排卵功能下降，导致卵巢功能衰退，从而引起潮热、出汗、阴道干涩和骨质疏松症。

（2）生活压力过大：现在人们的生活节奏加快，而且生活压力和精神压力明显增大，常年处于亚健康状态，熬夜情况多见，这样就会导致更年期提前。长时间紧张和不安的情绪对患者的身心健康都会产生一定的影响，导致心理感受比较细腻，久而久之就会引起更年期综合征。

（3）社会关系等原因：到了 45 岁或者 50 岁左右的时候，部分女性面临离婚或父母离世等家庭问题，部分女性面临青春期子女教育冲突问题，可能会导致精神压力明显增大，同时社会关系会有所改变，就会引起紧张和焦虑的情绪。

（4）心理因素：由于情绪不稳定或心理压力增大，对女性的健康也会产生一定的影响。特别是到了退休的年龄，患者容易有自卑的情绪，而且会出现情绪不稳定、记忆力明显下降的情况，工作方面经常感觉力不从心，还会经常出现抑郁和恐惧的心理。

Q: 如何判断是否进入更年期了？

首先判断有无更年期症状，其次可以测量血中性激素水平，当血中雌二醇＜ 30 pg/mL，卵泡刺激素＞ 40 IU/L 时，即可诊断为更年期。

对于月经正常而无更年期症状的女性，如果出现月经量突然增多或较前明显减少，应首先了解是否出现了新的妇科疾病。一般来讲，能够正常来月经的妇女，血中的激素水平大致都会在正常范围，血中性激素水平检测意义不大。如果合并烦躁、易怒、出汗等症状，也不一定需要测量血中的性激素水平，需视情况处理。

对于月经正常不规律的妇女，出现几个月的停经，不一定每次都需要测定血中性激素水平，一是没有必要，二是明显增加患者的医疗费用。可先行孕激素撤退性试验，如口服地屈孕酮

10 mg，每天 2 次，或口服甲羟孕酮 10 mg，每天 1 次，共服 7 ～ 10 天。用药后，如果有阴道撤退性出血，提示体内雌激素水平大致正常，未进入更年期；如果没有出血，高度提示进入更年期低雌激素状态，此时可以考虑抽血测量性激素水平以判断是否进入更年期。

Q: "更年心"是不是冠心病心绞痛？

有些妇女在月经紊乱或月经停止后出现阵发性心前区疼痛，并伴随胸闷、憋气、心慌等症状时，内心非常紧张，认为自己得了冠心病，而在被送到医院后，经检查，心电图大致正常或有 ST 段改变，做了心脏冠状动脉造影也没有发现有真正的冠心病，且在输液和吸氧治疗后，症状很快消失。所以有些专家将此类患者出现的心脏不适叫作"更年心"或更年期"假性心绞痛"。"更年心"与冠心病心绞痛有何不同呢？

"更年心"的心悸、胸闷、心前区疼痛、血压增高等症状的发生，是由卵巢功能衰退、体内雌激素水平下降、自主神经功能紊乱，使血管运动神经功能失调所致。而冠心病心绞痛是冠状动脉供血不足，心肌暂时缺血、缺氧引起的发作性心前区疼痛。两者鉴别要点如下。

心绞痛典型发作为突然发作的压榨性或窒息性疼痛，位于胸骨后部，可放射至左肩、左上肢内侧，达环指与小指，往往迫使患者立即停止活动，疼痛持续 3 ～ 5 分钟，休息或含用硝酸甘油后 1 ～ 2 分钟内消失。心绞痛发作时做心电图检查，可出现特征性改变。"更年心"心前区疼痛较局限且表浅，有时疼痛部位不固定，呈针刺样痛或持续隐痛，历时 1～2 秒钟或持续几小时、几天，甚至连续疼痛数周，而且口服硝酸甘油后不能缓解或缓解不明显。

心绞痛常在体力劳累、情绪激动、受寒、饱食、吸烟时发生。而"更年心"症状的发作常与情绪、精神有关，患者主观不适的症状较多，而且严重，常反复就医，思想压力很大，但体检心电图正常或有 ST 段改变，心悸、心跳时脉搏并不快。所以，处于更年期的女性朋友，一定要有良好的心态，精神上不要过于紧张，症状严重时在医生的指导下进行必要的治疗，症状会很快好转。

Q: 卵巢"保养"是否可行?

近几年来，许多美容院门口都立起了一项新招牌——卵巢保养，有的写着"国际新科技，世界美容新潮流"，有的还吹嘘"卵巢保养，让女人更像女人"，这令人心动的字眼，神秘而玄乎的新项目吸引了众多女性的目光。然而，这种卵巢保养有科学依据吗?

美容院的整个保养过程大致如下：首先，深层清洁滋润腹部肌肤（为以后的营养吸收打基础）；其次，玫瑰精油按摩（加速新陈代谢及身体循环，刺激卵巢内分泌功能，发挥活血化瘀的作用）；再次，包上塑膜（帮助收紧皮肤，使精油成分更易被吸收）；最后，擦拭干净，涂紧肤弹性精油做按摩（加热卵巢、促进循环，达到保养效果）。

几乎所有的美容院都称按摩能使精油渗透到卵巢，延缓卵巢功能的衰竭，帮助治疗月经失调、痛经等妇科疾病。但事实上，这是不可能的。正常情况下，卵巢位于盆腔内，前面有膀胱，后面是直肠，在平躺时是摸不到的。按摩根本触不到卵巢，精油更不可能渗入，精油最多能渗入到皮肤，不可能对卵巢有作用。

一般来讲，中国女性生理上的绝经年龄平均为 49 岁。不少研究显示，女性生育期较以前提前了，但女性的绝经期无明显变化，只是女性平均寿命明显延长了，也就是说，女性生命中将有 1/3 的时间是在绝经后低雌激素状态下度过。到目前为止，尚无办法阻止卵巢活动和功能的停止，以及生殖器官的萎缩，也不可能用人工的方法延长生育期，但性激素补充治疗可以使女性保持活力及精神饱满，使性生活美满和谐。

Q: 更年期体重增加是否正常？

更年期妇女体重增加是最常见的症状之一，大约 60% 的妇女都在更年期有此苦恼。据研究显示，更年期妇女在月经紊乱时发生体重增加，每年平均增加 2 kg，而且脂肪组织在体内重新呈向心性分布，即脂肪组织离开了手臂、大腿，而堆积在髋部、腹部及胸廓，由于其脂肪组织主要分布于腹部皮下内脏、心包，而且游离度高，所以更年期合并高脂血症、脂肪肝者明显增加。由于激素的失衡，体内代谢水平降低，脂肪组织不易消耗，而且很多女性在此期间常有一种极度饥饿感而过度进食，更年期易发生肥胖。所以在此阶段，建议女性应用低糖、低脂肪的饮食食谱，同时进行适度的体育锻炼，防止体重过度增加。

Q: 更年期综合征会引起浑身关节痛吗?

有可能。绝经后 5 ～ 10 年可发生绝经后骨质疏松症,主要是因为雌激素缺乏、活性维生素 D 分泌减少、消化道钙吸收减少,加上降钙素分泌减少使骨吸收更为快速,可表现为腰背、周身骨骼疼痛及脊柱变形、脆性骨折等。有的女性因为关节疼痛去骨关节科就诊,经影像学检查都是阴性结果排除骨关节病变后。医生根据患者年龄,经常建议患者去妇科内分泌专业就诊,因为更年期可能出现症状指向性不强的浑身关节疼痛,这是更年期综合征的一种表现。

治疗方面,一方面可通过调整生活方式及补钙预防;另一方面可通过完善相关检查,除外一些禁忌情况,可考虑给予绝经激素补充治疗,预防进一步骨质疏松症的发生,必要时还可使用抗骨质疏松症药物。

Q: 无缘由的心慌难受是更年期综合征引起的吗?

有可能。自主神经功能紊乱的发生机制是雌激素水平下降,下丘脑中酪氨酸酶羟化酶(儿茶酚胺合成的限速酶)活性增加,去甲肾上腺素转化率增加使下丘脑体温调节中枢下调,加上脑内 5- 羟色胺(5-HT)水平的下降导致脑内 β - 内啡肽异常,最终产生精神神经症状及血促性腺激素水平升高。以上描述略显生涩难懂,主要意思就是,更年期无缘由的心慌难受是由于雌激素水平的下降引发的自主神经功能紊乱相关症状。同时还可出现潮热、出汗、情绪不稳定、易激动或抑郁、胸闷,少数有血压波动等更年期综合征相关症状,用雌激素治疗症状可缓解。

Q: 潮热是什么感觉?

潮热是指发热有一定的规律性,盛衰起伏如潮水涨落,一日一次或一日多次,按时而发,按时而止。它的主要症状多为午后潮热,每天到一定时间体温就会升高,这种突然发热的感觉会从躯干传递到脸部,令人感觉不快,有的妇女满脸通红,也有的人会感到心跳加快,感觉焦虑。潮热来临时人的体温并没有变化,只是皮肤通红,可能会伴有出汗,潮热感会持续 30 秒至 5 分钟。有的潮热出现在白天,有的潮热出现在夜间。

Q: 反复发生尿路感染是更年期综合征引起的吗?

绝经后,尿道口与周围组织、器官的解剖关系发生变化,会导致排尿不适、尿频、尿失禁和尿路感染。雌激素缺乏时,阴道上皮内糖原减少,由糖原转化的乳酸减少,阴道 pH 发生改变,利于病原菌在阴道的生长。因此绝经后易出现尿路感染。所以,当出现反复发作的尿频、尿急、尿痛伴随着阴道干、涩、疼痛症状时,要考虑是否为更年期综合征的影响。

Q: 越来越明显的潮热、出汗和心烦是更年期综合征引起的吗?

有可能。性激素波动引发血管舒缩症状,主要表现为潮热、出汗,特点是反复出现短暂的面部和颈部、胸部皮肤发红,伴有轰热,继之出汗,一般持续 30 秒至 5 分钟。这种症状可每日反复数次,夜间或应激状态易促发。该症状可持续 1 ~ 2 年,有时长达 5 年及以上。当然,如果伴随着明显的其他症状,比如心慌、气短等，首先需要到心内科除外一些器质性病变，之后再考虑是否由更年期综合征所引起。

Q: 更年期综合征找医生就诊需要带上哪些检查结果？

因为更年期综合征在评估是否适合绝经激素补充治疗时，需要详细询问病史及全面分析近期的化验检查结果来了解身体的一般情况。因此，需要带上近 3 个月内的健康体检检查结果，包括血压、血糖、身高、体重等指标及血常规、尿常规、生化全项、甲状腺功能、肿瘤标志物、妇科彩超、乳腺彩超、甲状腺彩超、妇科液基细胞学检查、人乳头瘤病毒分型检查等。最好是有性激素六项化验结果、骨密度测定结果等。

Q: 更年期综合征的症状需不需要治疗？

更年期综合征最典型的症状就是潮热、出汗。潮热又称潮红或轰热，即突然感到胸前、颈部烘热，然后这种热感如潮水样迅速通向面部，皮肤顿时发红，并随即出现全身轻微的出汗或大汗淋漓，周围的人能明显地观察到这一过程。有的妇女一天发生 1 ～ 2 次，有的则一天发生数十次，夜间发生则严重干扰睡眠，使妇女感到十分苦恼。

西方大约有 70% 的妇女主诉在绝经前后有阵发性轰热感。中国的流行病学调查显示，中国妇女出现潮热症状的比率为 20% ～ 40%，明显低于西方妇女，可能与东西方国家的饮食习惯和文化习俗不同有关。

盗汗是更年期综合征另一个典型的症状，主要表现为夜间妇

女因全身被热汗湿透而觉醒，不得不起身更换汗湿的内衣。这种
情况一晚可能会发生好几次，大多数妇女从熟睡中惊醒之后多疲
惫不堪，继之而来的是疲劳及易怒感。

除潮热盗汗外，更年期妇女还可能出现头痛、抑郁等症状。
此时是否需要治疗取决于这些症状的严重程度及患者的耐受性，
如果更年期综合征表现已严重影响患者的工作、生活，则应尽早
进行药物治疗，一般在治疗后症状会很快消失，很多女性在接受
治疗后能提高生活质量，所以对于症状较重的更年期妇女，药物
治疗的好处要明显大于药物治疗带来的不良反应。

Q: 更年期妇女血压升高是否需要治疗？

高血压是最常见的心血管病症，不但患病率高，而且可以引
起严重的心、肾、脑并发症。同时也是脑梗死、冠心病的主要危
险因素。

有些妇女在更年期出现明显的血压波动，一天测量数次血压，
最高值和最低值相差很大（比如收缩压最高时可达 170 mmHg，
最低时只有 100 mmHg），患者可能有明显的头晕、头痛等不适。
有些妇女主诉血压增高时还未来得及服降压药，血压又下降了，
有时还会降得过低。血压的不稳定是更年期特有的症状之一，其
和自主神经功能紊乱、血管舒缩功能异常有关，其特点是以收缩
压升高为主，用降压药治疗往往效果不佳，所以这些妇女不适宜
用降压药治疗，服用适量的镇静剂或治疗更年期综合征的药物常
常可以奏效。

由于原发性高血压好发的年龄在更年期前后，故很多妇女血

压持续升高了一段时间，也不接受药物治疗，她们认为，血压升高是更年期综合征的症状之一，不需要治疗，忍一忍就过去了。但是高血压是引发心脑血管疾病的高危因素之一，更年期女性未服用高血压药物时，测量血压出现收缩压 ≥ 140 mmHg、舒张压 ≥ 90 mmHg，即可诊断为高血压，应在心内科接受系统评估和治疗。

Q: 更年期妇女可能出现哪些精神症状？

全国妇女月经生理常数协作组于 1987 年 11 月到 1990 年 2 月对 29 个省、自治区、直辖市进行的调查发现，70% 的更年期妇女有情绪症状，约 4.4% 的妇女发展成为较严重的更年期综合征。据北京大学第一医院保健中心赵更力教授对北京市城区和农村更年期妇女症状的调查显示，城区有 87.8% 的妇女有不同程度的精神症状，农村有 69.3% 的妇女有精神症状。精神症状主要表现是抑郁、情绪不稳、记忆力减退、注意力不集中等，绝经后症状往往比绝经前更为明显。更年期妇女之所以容易有精神症状，和她们所处的特殊时期有关，目前认为体内雌激素水平的急剧下降是女性产生精神症状的生理基础（很多妇女出现产后抑郁症，和产后性激素水平明显降低有关）。当然这些症状的发生除了与雌激素下降有关外，还与每一个妇女受教育的程度、个人精神状态和精神创伤史、经济情况等社会、心理因素密切相关。

更年期是女性人生的特殊时期，生理的变化使她们一下进入生命的衰退阶段，她们常常为各种症状而困扰，同时又为失去美丽的容貌、体型变化、无性吸引力等而烦恼，再加上退休、子女上大学、丈夫工作繁忙不能陪伴左右，很多女性会有被社会抛弃的感觉。如果生活上有突发事件出现，如家庭纷争、亲人离世等，会使更年期女性出现严重的精神问题和更年期症状。

神经精神症状的出现常使妇女更容易紧张、焦虑、悲观，症状的长期存在、药物治疗的效果不佳会加重上述心理负担。某些妇女因此辗转各个临床科室门诊要求确诊，要求做特殊化验和检查。一些妇女的这些症状会受到气候、情绪、不良刺激和其他疾病的影响而阵发性加重。其中不少妇女表现为"恐癌症"，向医生提出一系列的检查要求，有的甚至因无端猜疑而陷入绝望。对这类症状的治疗和调整不仅是医生的事，家属和社会各个方面都应关心更年期女性，进行综合治疗。

Q: 更年期妇女多疑的心态有哪些?

更年期妇女不正常心理状态中常见的一种就是多疑，一些妇女在年轻时的个性特点并非如此，但到了更年期却会逐渐多疑，严重地影响人际关系。为此，这些妇女也很苦恼，周围的人也难以理解和接受。

更年期妇女多疑心态的表现多种多样，在不同文化层次和不同工作岗位上的人表现也不完全一样，大体有以下几种情况。

（1）感知觉过敏：过分的敏感，把发生在周围的一些不愉快事件强行与自己联系在一起。听说某同龄妇女患癌症死亡了，马上就会联想到自己可能也会有同样的下场；孩子放学后晚一些回家，会联想起路上是否发生车祸；丈夫晚回家，马上联想丈夫是否有第三者了。这些联系往往是灰色的，即令人不愉快、懊丧、伤心的。

（2）特别关注流言蜚语：在一些单位里，总有一些人喜欢传播小道消息或者流言蜚语，某些更年期妇女就是这些小道消息传播的积极参与者和受害者。当流言蜚语被夸大、失实时，就会造成单位人际关系的紧张，对更年期妇女来说，又是一种恶性刺激。

（3）行为动作关系：即对别人的某些行为和动作做盲目联系。比如几个人在一起小声地议论某件事，正巧某位更年期妇女走过时，他们停止了议论或突然发笑，尽管这些人议论的事与她毫无关系，但这位妇女会敏感认为他们在背后议论、嘲笑自己。心中的不平衡或愤怒马上膨胀，情绪立即会激动起来，甚至做出过激的举动。

（4）盲目怀疑：对一些涉及其本身利益的事无端地加以怀疑。如晋级、加薪中的一些决策没有满足其本人的愿望，就会盲目怀疑，怀疑领导班子、人事部门中有什么人在背后作怪，也可能怀疑同一部门的人员是否在背后打过她的小报告，从而搅坏了她的好事，一旦认定，愤恨之感就会急剧上升。

这些多疑的想法使得这些更年期妇女痛苦不堪，对别人的劝解非但不理解，反倒觉得大家都在和她作对。

Q: 更年期妇女如何克服多疑的心态?

（1）学会冷静思考：遇到可疑的地方，先不急于下结论，如果发生的事情不是十万火急的，不妨等几天再看看，究竟是怎么回事；如果事情较急，可找自己比较信任的上级、同事及朋友问清楚。时间是最好的冷却剂。

（2）学会忍让：任何事情的处理，都不可能百分之百让任何人满意，在一些条件接近和类似的情况下，某项决定可能只利于某些人，而对另一些人没有好处。晋升、加薪时"一刀切"被切下来的人心态不平衡是客观存在的。此时，不妨学会忍让，"知足者常乐"这句话是很好的调节剂。

（3）学会一些积极的心理防卫方法：如学会"否认"，对某些高度怀疑（如丈夫有外遇等）但又不能得到证实的事，不是去"忘却"，而是加以"否定"——它根本没有发生过。把心理上或情感上不愿接受的事情，当作没有发生过，以减轻心理上的负担。给自己找一些"言之有理"的理由去解释这些事，尽管这些解释并不一定十分合情合理，但本人要强调用这些"理由"去说服自己，以避免精神上的苦恼。

Q: 为什么更年期的妇女容易有抑郁症状？

有些妇女抱怨在更年期后感到越来越压抑，表现为食欲差，早晨早醒，对过去积极参加的活动失去兴趣，有时十分悲伤，觉得活着没意思，偶尔还有自杀的念头。更年期妇女有抑郁状态和症状的很常见，目前还没有证据证明更年期妇女抑郁症的发病率高于其他年龄段；但更年期妇女中有抑郁症状的比率很高，对这些妇女如果不给予支持和帮助，就可能使其症状加重，发展为抑郁症。所以认识本病的促发因素，对预防本病的发生、发展十分必要。

（1）妇女进入更年期后，卵巢开始萎缩，绝经后雌激素水平急剧下降，潮热、出汗、烦躁、易激动等更年期综合征症状反复发作，影响正常的工作与生活，若不及时调整心态，正确对待，维持下去，就易发生抑郁症。

（2）绝经后妇女由于体内雌激素消耗殆尽，致性欲减退，甚至无性要求，可能导致夫妻生活极不和谐。若丈夫不理解，双方就会出现裂痕，势必增加妻子心理负担，长期下去就会导致抑郁症的发生。

（3）更年期妇女退休后无事可干，或者退休后收入减少难以保障生活，或者退休后社会地位"一落千丈"，心里非常不平衡……使她们的危机感逐渐加重，最终导致抑郁症。

（4）有的妇女进入更年期后，不主动参加社交活动，又没什么特长、爱好，对外界一切事情不感兴趣，整日在家闭门不出、也不愿意做家务，天天闷闷不乐，久而久之便产生抑郁症状。

（5）不能适应新的生活环境变化，如迁移、随儿女一起生活或丧偶后独居等。

Q: 更年期抑郁症的诊断标准有哪些？

更年期抑郁的诊断标准：患者心境低落，与所处的环境不相称，可以从闷闷不乐到悲痛欲绝，甚至发生木僵状态。严重者可出现妄想、幻觉等精神病性症状，有些病例焦虑与精神运动性激越表现比抑郁更显著。

更年期抑郁症状标准：以心境低落为主要特征且持续至少两周，同时有下述症状中的四项。①对日常生活丧失兴趣，无愉快感；②精力明显减退，无原因的持续性疲劳；③精神运动性迟滞或激越；④自我评价过低，或自责，或有内疚感，可达到妄想程度；⑤联想困难或自觉思考能力显著下降；⑥反复出现想死念头或有自杀行为；⑦失眠，或早醒，或睡眠过多；⑧食欲缺乏或体重明显减轻；⑨性欲明显减退。

更年期抑郁严重程度标准：精神障碍至少造成下述情况之一：①社会功能受损；②给本人造成痛苦或不良后果。

Q: 更年期抑郁症的治疗方法有哪些？

抗抑郁药物治疗：一旦发生更年期抑郁症，单用绝经激素治疗不够，效果不理想，必须加服抗抑郁药物，伴有焦虑症状的患者需加服抗焦虑药物。药物应在医生的指导下服用。

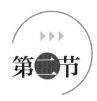

第一节

更年期泌尿生殖道萎缩

Q: 生育期妇女阴道的特点是什么？

（1）雌激素对阴道黏膜的影响。生育期的妇女阴道弹性很好，阴道壁有很多皱襞（用手触摸有不平的感觉）。阴道黏膜细胞分为底层、中层和表层细胞。雌激素能促进阴道上皮细胞生长、发育、成熟、分化，从而使上皮细胞全层增厚。阴道上皮在雌激素影响下，底层细胞增大，逐渐发育成中层及表层细胞，表层细胞成熟后即脱落。临床医生常以阴道脱落细胞形态（底/中/表层细胞比例）来判断卵巢内分泌功能，细胞涂片应于阴道上1/3部位取材。

（2）阴道有自净作用。阴道黏膜上皮是复层鳞状上皮，上皮厚而坚固，抗菌能力较强。即使细菌侵入也会随上皮脱落，排出体外。阴道黏膜缺乏腺体及黏液分泌，缺乏细菌长久生存的天然条件。阴道具有自我清洗功能，阴道存在大量非致病菌，主要为阴道杆菌，对其他致病菌有较强的抑制作用。阴道杆菌可使富含糖原的阴道上皮脱落细胞酵解为乳酸，使阴道pH保持在4～4.5，这种酸性环境不利于细菌的生长繁殖。所以对于一个健康的女性，靠阴道冲洗来保证阴道清洁是没有科学依据的，甚至可能会破坏阴道正常的酸碱度，使得阴道菌群失调而产生阴道疾病。

Q: 绝经对外生殖器官的影响有哪些?

绝经后外阴部组织退化并萎缩，阴毛脱落、稀少。

阴道入口缩小，边缘发硬，导致性交痛和困难。绝经后虽然卵巢来源的雌激素明显减少，但卵巢外来源的雌激素可使阴道保持较长时间的激素效应，故阴道退化较迟，一般来讲，绝经 2 年后，雌激素作用才逐渐消失，阴道变窄变短，皱襞平滑，组织弹性减退。萎缩在阴道口及上 1/3 部位最明显，造成性交快或困难，有时可发生性交损伤。

绝经后阴道上皮变薄，糖原含量减少，乳酸水平下降，pH 上升，致使阴道内致病菌生长，可发生老年性阴道炎。

阴道萎缩、回缩导致尿道外口黏膜外翻形成尿道肉阜，易受到阴道细菌的侵袭，发生尿道炎。尿道黏膜萎缩及尿道括约肌松弛，可发生尿失禁。

Q: 什么是老年性阴道炎?

老年性阴道炎常发生于绝经后的中老年妇女。患者常主诉白带多，外阴不适、瘙痒或烧灼样痛，性交困难及性交痛，下腹部常有下坠感或伴有尿频、尿急等尿路感染症状。妇科检查时常见阴道充血或点片状出血；白带量多，稀薄脓性或血性白带；显微镜下检查白带见大量白细胞及底层细胞。

也有些中老年妇女除了性交痛外没有其他明显的不适，自觉阴道分泌物很少，内裤很干净，对于体检时诊断出的老年性阴道炎很不理解，认为自己很注意卫生，为什么还会得老年性阴道炎呢？

其实老年性阴道炎得病的原因是绝经后体内雌激素水平的下降，阴道黏膜变得非常薄，同时阴道环境变得偏碱性，阴道致病菌容易生长而产生炎症。年纪越大，越容易发生泌尿生殖道感染。

文献报道 50％（也就是 2 个老年妇女中就有 1 个）的 60 岁以上的妇女都被不同程度的泌尿生殖道感染症状所困扰，其中老年性阴道炎 38％，性交痛 38％，分泌物增多 15％，阴道瘙痒15％，阴道疼痛 15％，反复尿道感染 13％，尿失禁 29％，其中压力性尿失禁 17％，急迫性尿失禁 8％，混合型尿失禁 9％。

治疗老年性泌尿生殖道萎缩性炎症单用消炎药效果并不好，而且容易复发，建议老年性阴道炎患者全身或阴道局部使用雌激素治疗，防止反复发作。

Q: 绝经后的阴道炎能不能仅用消炎药治疗？

有些女性反复出现阴道不适、干燥、疼痛、流黄色的分泌物，用了阴道炎的栓剂，有好转，但停用后又发作，非常不适，进行性生活时更是非常痛苦，这就是绝经后女性常见的阴道炎症，即老年性阴道炎，也叫作萎缩性阴道炎。

萎缩性阴道炎是专指绝经后女性雌激素缺乏导致的泌尿生殖道萎缩症状，用治疗普通阴道炎的栓剂有一定的效果；但发生萎缩性阴道炎的原因是雌激素缺乏，所以为了防止反复发作，减少性交痛的发生，可以口服雌激素或经阴道使用雌激素软膏。

口服雌激素的好处是治疗萎缩性阴道炎的同时可以治疗全身

的不适，如潮热出汗，还可改善睡眠，防止骨质疏松症的发生，降低骨折发生风险。

阴道局部使用雌激素的优点是对于老年女性非常合适，阴道长期小剂量使用雌激素软膏，安全性非常好，还可以预防尿路感染的反复发作。

Q: 更年期女性性生活不适、性功能下降是什么原因?

更年期妇女出现性生活不适、性功能下降的主要原因有生理原因和心理原因。

生理原因是更年期妇女雌激素水平减低，盆腔组织、神经肌肉系统、血管及其他器官等都会发生改变（如阴道黏膜萎缩，阴道壁变薄、萎缩、弹性变差，阴道分泌物减少，阴道干涩等），使更年期女性出现性生活不适、性功能下降。同时潮热、出汗、烦躁、焦虑、紧张和抑郁等更年期症状，也会增加更年期妇女性生活的困难。

心理因素是指更年期后的情绪改变，由于绝经后不仅雌激素水平下降，其他的一些神经兴奋物质，如雄激素、β–内啡肽等分泌也减少，使得更年期妇女更容易出现精神疲惫、情绪抑郁和性欲减退。

此外，社会文化氛围对性行为有重要作用，"性"仅属于年轻人的观念，仍影响着许多中老年妇女，使她们因为有性的欲望而感到窘迫。

绝经后性生活不适是多因素引起的综合征，光靠补充雌激素来治疗只能缓解患者的生理病因，而不能完全改善患者的心理病因。

Q: 中年女性是否不再适合进行性生活了？

国外有研究指出，70 岁以上的欧洲妇女有半数以上继续对性生活感兴趣；而且研究显示，绝经后妇女保持规律、健康的性生活对身体健康、精神愉快、家庭和睦及预防泌尿生殖道萎缩都有重要的意义。妇女由生殖器官的退化所引起的性生活障碍，完全可以用药物治疗来改善，所以绝经后妇女并不是不适合进行性生活。

Q: 更年期女性心理特点有哪些？

更年期是成年走向老年的过渡时期。从生理、心理和社会功能角度而言，这一年龄阶段的人比较成熟，她们肩负着重要的社会及家庭责任，但体内性激素水平的改变及其他生理功能的逐渐衰退和老化，导致她们在性心理方面存在一些特点。

（1）人到更年期，事业、生活和身体上会面临一些变化，心理受到刺激和打击较多。①有些女性由于子女已长大成人离开家，会出现"空巢综合征"。②而有些女性仍与孩子住在一起，也可能因为"代沟"在生活上发生冲突，而成为新刺激的来源。③有些女性不再担任行政职务或已退休、离休，社会角色发生变化，不免增加心理上的困扰和不适应。④有些女性中年阶段忙于工作和家务（包括抚育和管教孩子），夫妻之间情爱上沟通可能不够，以至于孩子长大离去，双方退休在家朝夕相处时，显露出一些不协调或格格不入的局面。⑤有些女性认为绝经标志着性生活的终结，在性爱和情爱方面不如年轻时那样热烈，不情愿适应丈夫的性要求，常常导致夫妻感情生活恶化。⑥而且家庭环境变化和性格改变（主观、唠叨、易激动）可引起婚姻和家庭矛盾，甚至导致夫妻感情破裂。⑦女性阴道黏膜萎缩，分泌物减少，自然也会影响她们的性体验和性表达。

然而，也有一些女性的性体验和性表达在绝经后卵巢功能减退时，并未受到明显影响。事实证明，一个在绝经前一直保持有规律性生活的女性，绝经后仍可保持良好的性适应，甚至60岁以后仍如此。女性对绝经所持有的负性及悲观态度，极大地影响了她们的性适应。应明确告诉她们，绝经期的到来不是性生活的终结，而是帮助她们去积极地适应和应对这一过渡期所带来的认识问题和实际问题。

（2）男性比女性衰老较晚，衰老速度也相对较慢，许多50岁左右的男性事业有成、很有社交魄力和魅力，会成为很多年轻异性的崇拜目标。而更年期女性常出现身体形态的改变，如肥胖、不灵活、苍老等，失去了往日的娇姿和魅力，这就使她们在丈夫面前有自卑心理，认为自己对丈夫已无吸引力了，导致在性生活方面出现被动应付，而不主动地唤起性欲。长期下去，势必会影响性生活的和谐，达不到性的高潮，使丈夫发生性兴趣缺乏和性冷淡。因此，更年期对女性是一个特殊阶段，丈夫应对这些暂时性生理变化给妇女带来的不适予以谅解和容忍，对她们的痛苦予以同情和关怀，这样既有利于她们度过更年期，也有助于家庭和睦和性生活和谐。

Q: 更年期的性行为特点有哪些?

更年期是女性生殖能力逐渐停止的过程。绝经则是生殖能力终止的信号,但这并不表明女性的性要求与性反应能力终止。相反,当某些女性意识到自己即将进入绝经期或已绝经时,由于不再担心自己怀孕的问题,还可能会出现性欲增强的现象。由于宗教信仰的原因,有些女性认为绝经后自己不能生育了,再有性要求和性愿望则是下流、邪恶的事情。然而大部分女性并没有因为绝经期的到来而停止性活动,也没有因为更年期综合征的出现而影响性行为。

绝经前期,有些女性需要考虑避孕的问题,有担心怀孕丢人的紧张情绪。有些月经过多、出血时间延长的妇女,可能会影响丈夫的性要求和性情趣。女性绝经后由于阴道缩窄及分泌物减少而出现性交痛,有些女性会主动求治,以满足夫妻双方的性要求和性和谐,但也有部分女性因此而拒绝男方的性要求,这也是绝经期感情不和、家庭破裂的一个重要原因。由于传统观念的影响,中国女性尤其羞于向外人谈及个人的性生活问题,即使性生活非常痛苦,也只好自己忍受。有些男性对女性的性要求和性反应缺乏了解,甚至存在大男子主义,性生活中只求满足个人的欲望,对女方不观察、不了解、不体贴。长期性抑制和不满意的性生活会使中年女性出现厌倦性生活的现象。亲密的婚姻关系常常建立在亲密和谐的性关系基础之上。满意的婚姻关系对夫妻双方的意义是不言而喻的,所以提高性生活质量是稳定中年夫妇婚姻的重要因素。

Q: 子宫切除影响性功能吗?

人类的性活动是一种高级的神经生理活动,受生理、心理和环境因素的影响。性激素中雄激素对性欲的产生具有非常重要的主导作用,雄激素的产生主要来源于肾上腺,少部分来源于卵巢和脂肪组织。健康年轻女性产生睾酮 $100 \sim 400 \ \mu g/d$,约一半来源于卵巢,一半来源于肾上腺。围绝经期女性平均血浆睾酮水平高于雌二醇,女性每日产生的睾酮约是男性的5%。雌激素对性功能起小部分作用。

中枢神经系统大脑对性欲的形成也起着至关重要的作用,一些人可以凭想象就能达到性高潮,而不需要和性伴侣在一起。

此外,女性性欲的激起常与性欲敏感区(又称性欲带)受到刺激有关,这些性欲敏感区主要是阴蒂、大小阴唇、大腿内侧、乳房、口唇、颈部、腋下等处,阴道也是重要的性敏感区,尤其是外 1/3 阴道。

子宫不是性敏感区,进行性生活时也不触及子宫,它的存在与性欲和性生活没有必然的联系。因疾病而手术切除子宫的妇女,如果卵巢保留了功能,阴道的弹性和深度一般和手术前没有明显的变化,尤其是保留了宫颈的妇女,她们能够和正常妇女一样完成性生活的全过程。

有少数切除子宫的妇女手术后出现了性冷漠、性欲低下的情况,是因为手术切除子宫使她们产生了不必要的心理负担,压抑了性欲,经过心理疏导和相关知识讲解是可以改善的。

此外,有部分妇女由于阴道部分缩短,在开始恢复性生活的时候可能受到一些影响,但由于阴道有许多皱襞,伸展性很大,有足够的空间和长度可随男性阴茎的长度发生变化，应当不会影响性生活。

Q: 卵巢切除影响性功能吗？

卵巢切除不论是否保留子宫，都应叫作手术绝经。由于卵巢的突然缺失，女性体内性激素包括雌激素、孕激素和其他性激素水平均会下降，雌激素水平的下降最为明显，可以引起女性严重的更年期症状，同时对女性生殖器官的影响也非常明显，所以对性生活的影响也很大。

Q: 更年期妇女是否需要避孕？

由于妇女进入更年期后，月经发生变化，性生活能力下降，因而一些人认为自己的生育能力下降或已丧失了，对是否需要继续采取避孕措施产生怀疑，甚至干脆不再避孕，结果造成意外怀孕。

从妇女的生理进程来看，更年期妇女的生殖功能是一个逐渐衰退的过程，在这个过程中，卵巢功能也是逐渐衰退的，而不是突然中止的。因此，卵巢功能衰退的标志——月经的表现也是从规则到不规则，再到月经稀少，最后直至绝经。在这段漫长的时期内，卵巢的体积逐渐缩小，皮质变薄，表面变皱，随着皮质内的卵泡明显减少，排卵也相应减少，直到绝经排卵终止。

由此可见，虽然更年期妇女的月经不规则，经量也明显减少，但卵巢仍有不规则的排卵。对于围绝经期的妇女，应使其了解更年期不是安全期，只要有月经就说明卵巢还有可能排卵，妇女就有可能受孕，不能掉以轻心或存有侥幸心理。因此，处于更年期阶段的夫妇应认真采取有效避孕措施，直至妇女彻底绝经。

Q: 更年期妇女的宫内节育器是否需要取出？

更年期是妇女从性成熟期逐渐进入老年期的过渡时期，包括绝经前期、绝经期及绝经后期。更年期早的妇女可从 40 岁开始出现症状，如月经紊乱，这表示排卵功能已衰退，但是偶尔还可能有卵泡发育成熟、排卵，故仍有受孕的可能。

建议更年期女性绝经一年后将节育环取出。一般绝经后，再有卵泡发育的可能性极小。宫内节育器到绝经后已完成了使命，及时把它取出为好。很多女性担心宫内节育器在子宫内时间长了，取出时会比较痛苦，所以不想把宫内节育器取出来，这种想法是不对的。绝经后子宫萎缩变小，使宫内节育器错位、嵌顿可能造成子宫内膜受损，同时可并发特异性子宫内膜炎而致出血或子宫腔积脓，所以绝经后妇女应将宫内节育器取出。

但如果在绝经前使用的是有孕激素活性的节育器（如曼月乐），在围绝经期接受雌激素补充治疗，可暂时不取出节育器，直到节育器内的孕激素作用消失或患者停止使用雌激素时取出宫内节育器。孕激素的存在可保护激素补充治疗中子宫内膜的安全，防止子宫内膜增生及内膜癌的发生。

Q: 绝经后取环是否很困难？

对于绝经时间较长的妇女，如果子宫萎缩明显，宫颈坚韧，可使用口服雌激素或阴道内放置雌激素栓剂或膏剂，以软化宫颈、消除阴道萎缩性炎症，有利于宫内节育器的顺利取出。

Q: 治疗绝经后妇女性生活不适的主要方法有哪些？

绝经后妇女首先要调节自己的心理状态，以自信、积极的态度去面对生活，同时应接受适当的药物治疗。常用的雌激素补充治疗和使用阴道润滑剂能够缓解患者的生理不适，如阴道干涩、性交痛等，对于有情绪低落、性欲下降明显的患者，可选用有雄激素活性的性激素治疗。

Q: 更年期妇女应采取什么避孕措施？

更年期妇女可以采取的避孕措施有以下几种。

（1）阴道隔膜：如能很好地与杀精剂配合使用，此方法对任何年龄想要避孕的妇女都有效。

（2）避孕药：新一代避孕药（去氧孕烯炔雌醇片、复方孕二烯酮片）的优点是可以调节紊乱的月经周期，减少出血量，缓解月经前期头疼、抑郁等经前紧张综合征的症状，可以长期使用。避孕药除了避孕以外的好处有：降低卵巢肿瘤、子宫内膜癌和结肠癌的发生率；预防骨质丢失、纤维性及良性乳腺疾病、盆腔炎和异位妊娠的发生；对痤疮、多毛和围绝经期综合征有治疗作用。

（3）避孕套：安全有效，可预防性传播疾病，但需要每次性生活都坚持使用。

Q: 35 岁以上妇女避孕应注意的问题有哪些?

（1）在确定绝经前均应采取避孕措施，而且一旦确定为绝经，尽快停止各种措施。

（2）激素治疗不能代替口服避孕药，故激素治疗的同时应采取其他避孕措施。

（2）如有口服避孕药的高危因素，不宜选用口服避孕药。

（4）如选用口服避孕药，应选择炔雌醇片（20～30）μg为宜。

（5）更年期有功能性子宫出血、月经过多又需要避孕的妇女，选择新一代口服避孕药或 LUG-IUD。

（6）有更年期症状又需要避孕者，可使用新一代口服避孕药，或使用天然雌激素加 LUG-IUD。

（7）屏障法均可使用，如果男性性快感下降，难以坚持用避孕套，则以女性屏障法为主要选择。

（8）40 岁以上妇女易发生月经不规则，自然避孕法容易失败，不宜选用。

（9）随年龄增大，亦可选择输卵管结扎。

Q: 绝经后妇女为什么容易反复发生尿路感染?

有些绝经后妇女经常会有尿频、尿急、尿痛等症状，尿常规检查提示尿中有数个或几十个红、白细胞，每当进行性生活、妇科检查、外出长时间憋尿或自觉身体状况不佳时就容易发作，有些妇女每年可发作 10 次以上，每次发作都需要使用大量消炎药，时间长了，一般的消炎药都无效了，就需要输液，非常痛苦。

绝经后阴道和尿道黏膜的萎缩易造成阴道干燥及萎缩性阴道炎的相关症状，如瘙痒、疼痛、性交痛和分泌物增多。另外，由于阴道菌落的变化，泌尿生殖道感染的易感性会增加。尿道黏膜的萎缩又会使到达膀胱的有害细菌增多，造成所谓的泌尿生殖道感染症状（如排尿困难、尿急、尿痛、尿频、夜尿增多），膀胱黏膜的萎缩也会引起急迫性尿失禁。另外，尿道黏膜、尿道周围结缔组织、周围血管和平滑肌细胞是维持尿道近端压力的重要因素，由于雌激素的缺乏引起这些部位的萎缩，将形成压力性尿失禁。

Q: 何为尿失禁？雌激素治疗对尿失禁有益吗？

一般来讲，我们是能够控制排尿的，尿液不自主地排出就为尿失禁。尿失禁在老年患者中非常普遍，通常和老年化过程有关；压力性尿失禁表现为行走、一般体力劳动时或大笑、打喷嚏时，或从坐姿、卧姿站起来时，就会有不自主排尿的状况；急迫性尿失禁表现为有强烈的尿意，但在到达厕所前，即有尿液不自主流出；或当听到流水声时，即使喝少量的液体，尿液也会不自主地流出。

正常状态下，尿道压力大于膀胱内压（排尿时除外），才能控制排尿，不发生失禁。雌激素对尿道的4种功能层（尿道上皮、结缔组织、血管组织和肌肉组织）均有作用。绝经后由于缺乏雌激素，易发生压力性和急迫性尿失禁。而雌激素补充治疗可改善尿失禁，可能与以下因素有关：增加尿道的抵抗力，提高膀胱的感觉阈值，增加尿道平滑肌 α 肾上腺能受体敏感性（雌激

素和 α 肾上腺能受体激动剂合用，尿频、夜尿多及压力性尿失禁症状改善优于单用雌激素）。

因此，雌激素可缓解尿急、急迫性尿失禁、夜尿多和尿痛症状，低剂量雌激素对萎缩性阴道炎、尿道炎有良好的治疗效果。反复尿路感染的预防需要长期系统治疗。

第三节

更年期骨质疏松症

Q: 骨质疏松症的危害有什么?

骨质疏松症系由各种原因引起的一种骨骼疾病,与糖尿病、阿尔茨海默病一起,被列为世界范围内三大老年性疾病。它不仅严重危害人体健康,而且会给家庭和社会带来巨大的负担。

骨质疏松症最大的危害是发生脆性骨折,即在轻微碰撞或外力下就可发生骨折。常见的骨折部位是手腕部、脊柱和髋部,脊柱的压缩性骨折和髋部的股骨颈骨折对中老年患者的危害都是极大的。一旦发生髋部骨折,则有约20%的骨折患者在1年内并发肺栓塞、肺炎等并发症而死亡,且半数髋部骨折的存活者将永久丧失独立生活能力。

骨质疏松症及骨质疏松性骨折在西方国家极其普遍,每年用于治疗骨质疏松症及骨质疏松性骨折方面的耗资巨大。除了经济上的沉重负担外,骨质疏松症及骨质疏松性骨折还造成数以万计的患者残疾和早逝。在美国,椎骨骨折和髋骨骨折的老年人中,12%～20%的骨折是致命性的;约10%的患者在3个月内死于术中或术后并发症;20%的患者在1年内去世。其死亡率在各种疾病中占第12位。骨质疏松性骨折给患者及其家庭带来的身体上和精神上的痛苦是不言而喻的。

中国骨质疏松症流行病学调查报告（2018）显示，50 岁以上人群骨质疏松症患病率为 19.2%，其中女性为 32.1%，男性为 6.9%；65 岁以上人群骨质疏松症患病率为 32%，其中女性为 51.6%，男性为 10.7%；根据以上流行病学资料估算，目前我国骨质疏松症患病人数约为 9000 万，其中女性约 7000 万。随着人口寿命的延长和社会人口的老龄化，骨质疏松症使越来越多的人受害。但人们对骨质疏松症的危害还不够重视，长期处于失防状态。因此，增加人们对骨质疏松症的认识有着重大的实际意义。

Q: 什么是骨质疏松症？

骨质疏松症是以全身性骨量减少、骨的显微结构退化（即骨骼的质量明显下降）为特征，致使骨的脆性增加，以至于易发生骨折的一种全身性骨骼疾病。

这里的骨量减少不仅是钙、磷的减少，而且还包括矿物质和骨基质比例的减少，即骨组织的超微结构发生退化而表现为骨小梁变细、变稀甚至断裂。患者表现为身高缩短、体态变形（出现"龟背"）、周身骨骼疼痛、易骨折等，也有一些患者平时会有全身不固定性的酸痛或腰背痛，负重时加重，自己也从未重视过。这时候的骨骼就像老的或者是放置时间长的大萝卜或胡萝卜，在疏松干巴巴的横切面上可以看到许多小的空隙，变成了空心的萝卜，即所谓的糠了。因此，可以理解为骨质疏松症就是骨骼变糠、变疏松。

很多患者对被诊断出患有骨质疏松症后或在轻轻摔了一跤后

就骨折了很不理解，他们认为人的骨骼是很结实、很健康的，而且自己在骨折前也没有明显的骨骼不舒服的表现。骨质疏松症被专家们称为无症状或无声无息的流行病，因为骨质疏松症可以没有明显的症状，患者很难发现自己的骨量在慢慢地、静静地脱失，自己的骨骼变得一天比一天不结实。而一旦发生骨折，说明骨质疏松症已非常严重。

Q: 骨骼的发育特点有哪些?

人类骨骼由皮质骨和松质骨构成。皮质骨主要位于四肢，是我们的承重骨，松质骨大多位于脊柱和四肢骨骼的末端，如股骨头等。

我们的骨骼看似静止，实际上一直处于骨形成与骨吸收的交互作用之中。从出生开始，骨形成要大于骨吸收，骨骼一天天变得结实和强壮起来。在 20 岁以前骨骼沉积速度最快，20 岁时基本上达到每一个个体最高骨骼的 90% 以上，到 30 ～ 40 岁时达到骨骼峰值最高点，即骨量最高，至此骨量积累终止。此时的骨骼我们称之为峰值骨。如果把骨骼比作银行的话，骨形成就好比存钱，骨吸收就好比花钱，30 岁以前骨骼的储备明显大于支出，而且银行储备的钱越多，以后发生骨质疏松症及骨质疏松性骨折的风险就越小。30 ～ 35 岁时，骨形成和骨吸收处于平衡状态，银行的支出和储蓄大致相当。35 ～ 49 岁后，骨骼的吸收大于形成，银行支出大于储蓄。

妇女可能在大约 35 岁时开始丢失松质骨，约 40 岁时开始丢失皮质骨，随着年龄的增长，在所有骨骼部位均发生骨丢失。在整个生命过程中，妇女可能丢失其皮质骨的30%，还可能丢失松质骨的50%。而女性更年期的到来，更是女性骨量加速流失的过程。由于雌激素的缺乏，这种加速的骨丢失可持续5～10年，甚至更久。骨丢失加快会导致骨质疏松症的发生，进而导致骨折风险增高。

Q: 女性为什么比男性容易发生骨质疏松性骨折？

男性骨骼在30岁以前和女性一样，骨形成大于骨吸收，到30～40岁达到高峰。但由于遗传基因的不同，男性骨骼普遍比女性要强壮和高大，银行的储备高于女性，耐受骨折的能力天生要大于女性。

而且男性的更年期是随年龄缓慢发生的，不像女性在绝经时会有性激素的快速下降，骨量加速丢失，男性骨量在40岁后随年龄缓慢下降，所以在一生中骨丢失的总量要明显小于女性。

由于女性性激素的下降，平衡能力也明显下降，衰老造成的肌肉组织弹性降低使肌肉对骨的保护与协调作用降低。

以上原因使得女性比男性更容易发生骨质疏松性骨折。

Q: 骨质疏松症的分类有哪些？

根据骨质疏松症发生的原因可分为以下几类。

（1）原发性骨质疏松症：绝经后骨质疏松症、老年性骨质疏松症等。

绝经后骨质疏松症：发生于50～70岁的绝经后妇女。绝经后，妇女体内雌激素急剧减少引起骨代谢出现明显负平衡，骨的有机成分合成减少，影响钙盐在骨骼胶原上的沉积，新生的骨组织减少。同时雌激素对甲状旁腺激素的拮抗作用也减弱，而甲状旁腺激素有促进骨吸收的作用，钙就容易从骨组织中流失。从绝经的前 1 年开始至绝经后 5 ～ 10 年内，妇女松质骨每年丢失骨骼总量的 5% ～ 8%，皮质骨每年丢失骨骼总量的 1% ～ 3%。而绝经后妇女到 70 岁以后，骨量丢失变得缓慢，每年仅丢失0.75% ～ 1%。故女性骨质疏松症患者明显多于男性。美国因骨质疏松症所致髋部骨折的患者中，85% 为女性，51 ～ 70 岁女性骨质疏松症患者数均为同龄男性的 3 倍。

老年性骨质疏松症：老年女性发病率为老年男性的 2 倍。老年性骨质疏松症的常见致病原因有：户外活动减少，缺乏紫外线照射，皮肤合成维生素 D 减少；肾脏功能减弱，对维生素 D 的活化能力也明显降低；肠道对钙的吸收能力减低；摄食量减少，血钙下降，机体为了保证血钙浓度正常，加速钙从骨骼中释放入血液等。

（2）继发性骨质疏松症：常继发于某些内分泌性疾病（如甲状腺功能亢进、甲状旁腺功能亢进、糖尿病等）。

除原发性骨质疏松症和继发性骨质疏松症外还有一种原因不明的特发性骨质疏松症，可发生于年轻的患者。

Q: 哪些原因可导致骨质疏松症？

骨质疏松症的发生和很多原因相关，目前认为体内激素调控、营养状态、物理因素、免疫功能、遗传基因等均与骨质疏松症的发生有关。

（1）激素调控：与骨质疏松症有关的激素有 8 种之多，如雌激素、甲状旁腺激素、降钙素、活性维生素 D、甲状腺素、雄激素、类固醇激素、生长激素等，其中前 4 种激素尤为重要。女性若因肿瘤而摘除卵巢或过早绝经，会导致体内雌激素分泌减少或不分泌，易发生骨质疏松症。

（2）营养状态：钙、磷、蛋白质、微量元素（如氟、镁、锌）等元素的缺乏均与骨质疏松症的发生有关。其中钙、磷两种元素缺乏为骨质疏松症发生的主要原因。饮食习惯与营养状态有较密切的关系。造成女性骨质疏松症的营养因素有：老年妇女饮食营养要素的缺乏（如偏食或因脱齿、缺齿等咀嚼不便影响营养摄入）；胃纳差、肠道吸收功能差使蛋白质吸收减少；绝经后胃酸分泌少，维生素 D 不足，肠道吸收钙的能力降低。

造成骨质疏松症发生危险的不良饮食习惯：偏食及营养不良，长时间喜欢吃某一种或某几种食品，忽视或不喜欢进食含钙量较高的食品，如牛奶、芝麻酱等，不能做到合理饮食搭配，使钙、磷及蛋白质摄入不足；过量饮用酒、碳酸饮料、咖啡等影响钙、磷吸收；进食含铝、铅等重金属量较高的食物影响钙、磷的吸收。

（3）物理因素：物理因素包括是否经常参加适度的负重运动，如慢跑、划船等，负重运动是促进成骨细胞形成的重要因素之一，生理限度内的运动产生的"张力"和"压力"对骨骼生成是一种良好的刺激，可增强肌肉的张力和骨密度。绝经后妇女活动往往减少，若伴发一些慢性疾病，活动更加减少甚至长期卧床，日久废用因素逐渐显示，驼背、骨折等随之发生。同时一个人是否经常接受日光照射，决定了其皮肤是否能合成充足的维生素 D。老年人户外活动减少，皮肤合成的维生素 D 明显减少，同时由于肾功能减退，对皮肤合成的维生素 D 的活化功能减退，使得体内活性维生素 D 含量明显下降，胃肠对钙的吸收能力明显下降。

（4）免疫功能：免疫功能对骨重建有调节作用，因此免疫功能改变与骨质疏松症发生也有关系。

（5）遗传因素：遗传因素也是骨质疏松症发生的一个重要原因，一个人的骨骼的大小和骨峰值的高低主要受遗传因素控制；但每一个人是否能达到最佳的遗传期望状态，营养、运动等后天因素也非常重要。低峰值骨量是其易发生骨质疏松症的一个重要因素。所以对每一个个体来说，骨质疏松症的预防应从儿童开始，使其在 30 岁时能达到最佳状态和最高的峰值骨量。

Q: 什么样的人易患骨质疏松症?

易发生骨质疏松症的高危人群如下。

（1）身材瘦小者。

（2）峰值骨量偏低者。

（3）缺钙、腿脚经常抽筋者。

（4）绝经后的妇女和老年人。

（5）患有腰疼、全身不明疼痛者。

（6）经常骨折的患者。

（7）长期卧床的患者。

（8）卵巢过早切除者或卵巢早衰者。

（9）有慢性胃肠道疾病患者或长期低蛋白、低钙饮食者；

（10）慢性肾功能不全者；

（11）不爱活动和长期坐办公室缺乏日光照射者；

（12）抽烟、喝酒，以及大量摄取咖啡、浓茶和碳酸饮料者；

（13）家族中父母有老年性骨折史的人群；

（14）类风湿疾病、甲状旁腺功能亢进、糖尿病等内分泌疾病患者。

Q: 骨质疏松症的症状表现有哪些？

骨质疏松症患者早期可以无明显症状，严重者可有如下症状。

（1）疼痛：①腰背疼痛为主，占70%～80%。疼痛常由脊柱向两侧扩散，久坐久立或手提重物时疼痛加重，取仰卧位或坐位时疼痛减轻。新发生的胸椎及腰椎压缩性骨折，亦可产生急性疼痛，在骨折的相应部位脊柱棘突有强烈压缩痛，一般2～3周后可逐渐减轻，产生慢性腰痛。②另外还有肩背部、颈部和脚踝部疼痛，这种疼痛时好时坏，有时易被误当作肌肉疲劳和肌肉损伤来对待。③严重骨质疏松症可出现全身疼痛、行走困难、生活难以自理，严重影响中老年人的生活质量。

（2）骨骼变形：身高缩短和驼背是老年人骨质疏松症的重要临床表现。人体有24节椎体（不包括骶骨、尾骨），每个椎体高度约2 cm，老年性骨质疏松症患者每个椎体可缩短2 mm，身长平均缩短3～6cm。老年人发生驼背可影响其肺功能和生活质量。

（3）频繁抽筋：产生腿脚抽筋的直接原因是肌肉调节时钙、磷代谢的失常。正常情况下，人体血液的钙、磷应呈平衡状态，而经常抽筋则表明人体对钙、磷的调节能力下降。

（4）骨折：是最常见和最严重的并发症。椎体、髋部及手腕部骨折是骨质疏松性骨折最典型的部位。根据北京协和医院徐苓教授的调查结果，北京 50 岁以上女性腰椎骨折患病率为 15.0%，80 岁以上为 36.6%。

Q: 骨质疏松性骨折发生的特点有哪些?

50 岁以后妇女椎骨、腕骨和髋骨骨折及其他骨质疏松性骨折的发生率均随年龄的增加而升高。绝经后不久，手腕骨折的发生率开始增加，一直持续升高直到 65 岁达到高峰并保持在此水平；髋骨骨折的发生率随年龄增加缓慢升高，到晚年时发生率呈指数方式增加；椎骨骨折是最常见的骨折，在绝经后早期发生，比髋骨骨折的发生时间早，发生率一直随年龄的增加而升高。

最常见的骨质疏松性骨折是椎骨骨折。据研究显示，有 2/3 的新发生的椎骨骨折没有得到及时诊断，而是在以后的 X 线检查中偶然发现，但是一旦发生腰椎骨折则伴有长期后遗症，如身高明显减少、脊柱后凸、腹部前凸、抑郁、体重减轻等。

Q: 骨质疏松症能早期诊断吗?

骨质疏松症在早期可无症状，故被称为无声无息的流行病，血钙测定并不能真实反映体内骨骼密度状态，所以定期进行骨密度检查对防治骨质疏松症非常有必要。目前认为个体骨密度的高低和骨折的发生有很好的相关性，骨密度检查方法大都简单易行、无痛苦，如条件许可应定期行骨密度测定，骨密度值偏低者，应从各方面查找原因，及时补救和治疗。骨密度检测方法如下。

（1）双光子或双能 X 线骨密度仪检测：是目前最常用的检测方法，可测量脊柱、髋部及全身骨矿含量和骨质密度。

通常，各个国家和民族均以本民族相同性别的青年峰值骨密度为标准分类。

正常：骨密度或骨矿含量较年轻人均值低 1 个标准差以内。

低骨量：骨密度或骨矿含量较年轻人均值低 1.0 ～ 2.5 个标准差。

骨质疏松症：骨密度或骨矿含量较年轻人均值低 2.5 个标准差以上。

严重骨质疏松症：符合骨质疏松症诊断标准且伴有一处或多处骨折。

目前认为骨密度每减少 1 个标准差，脊椎骨折发生率增加 1.5 ～ 2 倍。

（2）定量超声：定量超声技术已广泛应用于工业材料特性的检测。从 20 世纪 70 年代开始，人们在研究骨密度测量的同时，就开始探索采用定量超声技术测量外周骨超声传导速度作为研究骨状态的手段。

（3）定量计算机断层成像：计算机断层成像术是唯一可以分别测量脊椎皮质骨和松质骨骨矿含量的方法，它可以定量测定身体各部分的小梁骨和皮质骨的三维单位体积内骨矿含量，校正的骨密度值需与正常人群进行比较。

（4）骨活检：随着医疗技术的进步和器材的改进，可以比较方便地在门诊完成骨样取材，用于骨形态计量学或定量组织形态测量，以便观察骨代谢及骨量的细微变化。虽然骨活检是诊断骨质疏松症最直接的方法之一，但它又是一种有创伤的检查方法，患者有一定的痛苦，因此临床上不将它作为常规的检查方法。

Q: 测量血钙和其他生化指标可以诊断骨质疏松症吗?

很多人到了中年很想了解自己的骨骼状态，他们常要求医生给他们测量一下血钙，试图通过血钙水平了解骨密度状态，其实单纯测量一次血钙和血磷浓度对骨质疏松症的诊断意义不大。

血钙在正常状态下，常维持稳定状态。当各种原因导致血钙水平波动时，胃肠道、肾脏及骨骼可通过各种调节机制维持血钙水平正常。骨质疏松症患者血钙一般可维持在正常范围之内，仅个别患者因骨质疏松严重，而且发展较快，导致骨的吸收过程较快，血钙可能会升高。

磷在骨骼代谢过程中起重要作用，可促进骨基质的合成和矿物质的沉积。骨质疏松患者血磷浓度会降低，使骨吸收过程加快。

尿钙也反映了体内钙代谢的变化，是监测骨质疏松及骨骼变化的重要指标。当骨质疏松引起骨吸收加快时，尿钙也会增加，但尿钙水平随饮食变化很大。

血清学生化指标可以反映骨转换（包括骨形成和骨吸收）状态，这些生化测量指标包括骨特异的碱性磷酸酶（反映骨形成）、抗酒石酸酸性磷酸酶（反映骨吸收）、骨钙素（反映骨形成）、Ⅰ型原胶原肽（反映骨形成）、尿吡啶啉和脱氧吡啶啉（反映骨吸收）、Ⅰ型胶原的 N-C- 末端交联肽（反映骨吸收）。这些指标单纯测量一次意义不大，在药物治疗的疗效判定方面有一定的临床意义，可在医生的推荐下进行测量。

Q: 骨质疏松症能预防吗？

骨质疏松症给老年人生活带来极大不便和痛苦，一旦诊断出骨质疏松症，骨骼密度很难恢复到正常水平。一旦骨折又可危及生命，因此，要特别强调三级预防。

老年性骨质疏松症是骨骼发育、成长、衰老的基本规律，但受到激素调控、营养状态、物理因素、免疫状况、遗传基因等方面的影响，积极进行科学干预，老年性骨质疏松症是可以延缓和预防的。若能及早加强保健意识，提高自我保健水平，注意保护视力，减少外伤的机会，亦有助于防止骨折。

Q: 什么是骨质疏松症的一级预防？

一级预防应从儿童、青少年做起，如膳食的营养要合理，多食用含钙丰富的食品，如鱼、虾皮、海带、牛奶（250 mL 牛奶含钙 250 ~ 300 mg）及其他乳制品、鸡蛋、豆类、粗杂粮、芝麻、瓜子、绿叶蔬菜等。坚持良好的生活方式和良好的营养对于预防骨质疏松症具有重要意义，营养成分包括足量的钙、维生素 D、维生素 C 及蛋白质。不吸烟，不饮酒，少喝咖啡、浓茶及碳酸饮料，少吃糖及食盐，动物蛋白也不宜过多食用。从儿童时期起，日常饮食应有足够的钙摄入，钙影响骨峰值的获得。欧美学者主张钙摄入量：成人为 800 ~ 1000 mg/d，绝经后妇女为 1000 ~ 1500 mg/d，65 岁以后男性及其他具有骨质疏松症危险因素的患者，推荐钙的摄入量为 1500 mg/d，维生素 D 的摄入量为

$400 \sim 800$ IU/d。

坚持体育锻炼，多接受阳光照射，尽可能保存体内钙质，丰富钙库，将骨峰值提高到最大值，是预防生命后 1/3 时期发生骨质疏松症的最佳措施。多种类型的运动有助于骨量的维持。绝经期妇女每周坚持 3 小时的运动，总体钙含量会增加。运动还能提高灵敏度及平衡能力，但是运动过度致闭经者，骨量丢失反而会加快。

Q: 什么是骨质疏松症的二级预防？

人到中年，尤其是妇女绝经后，骨量丢失加快。此时期应每年进行一次骨密度检查，对骨密度偏低或每年骨量丢失很快即骨密度每年明显减少的人群，应及早采取防治对策。

多数学者主张在妇女绝经过渡期及绝经后 3 ～ 5 年开始行雌激素补充治疗，同时坚持长期预防性补钙，以安全、有效地预防骨质疏松症。日本则多主张用活性维生素 D 及钙预防骨质疏松症。注意积极治疗与骨质疏松症有关的疾病，如糖尿病、类风湿关节炎、脂肪泻、慢性肾炎、甲状旁腺功能亢进、甲状腺功能亢进、骨转移癌、慢性肝炎、肝硬化等。在绝经最初的 3 ～ 5 年单纯补钙不能预防此阶段因雌激素缺乏造成的骨量快速丢失。

Q: 什么是骨质疏松症的三级预防？

对已经诊断为骨质疏松症的中老年患者，应积极进行抑制骨吸收（雌激素、降钙素、双膦酸盐、雷洛昔芬等）、促进骨形成（活性维生素 D、氟化物）的药物治疗，还应加强防摔、防碰、防绊、防颠等措施。对老年骨折患者应积极进行手术治疗，实行坚强的内固定，早期活动，止痛，促进骨生长，遏制骨丢失，提高免疫功能及整体素质。

Q: 骨质疏松症的治疗原则有哪些?

病因治疗：引起骨质疏松症的原因很多，治疗时首先要去除病因，特别是内分泌及代谢原因的疾病，一旦控制住病因，病情可逐渐好转。所以，在治疗骨质疏松症之前，要尽力找出致病原因，然后有针对性地采取治疗措施。

对症处理：骨质疏松症的临床表现为疼痛、驼背等。根据临床出现的症状和体征进行处理。如疼痛是由骨吸收及微小骨折或骨质疏松牵拉周围软组织所致，可采用药物疗法、物理疗法、运动疗法、营养疗法等。

预防骨质疏松症及骨折的发生：骨折是骨质疏松症最严重也是最常见的后果，增高个体的骨峰值骨量，延缓伴随绝经和年龄的骨量丢失是最有效的手段。在骨质疏松症的治疗和预防中特别强调年龄段，女性35岁以前为骨量增长期，40岁后为骨量丢失期，50岁以后为骨量快速丢失期，在骨量快速丢失年龄段（女性绝经后）应积极采用相应的治疗和预防措施，如雌激素替代疗法等。

Q: 预防及治疗骨质疏松症的常用药物有哪些?

激素：性激素（雌激素、雄激素）可刺激骨骼形成，改善骨质疏松。

降钙素：应用降钙素可抑制骨吸收，减少骨丢失，缓解骨痛。但其单独大剂量使用可能会引起血钙下降，继发的甲状旁腺功能亢进又可增加骨吸收，因此应与钙剂联用。降钙素为一种肽类激素，可以快速抑制破骨细胞活性、减少破骨细胞的数量，具有止痛、增加活动功能和改善钙平衡的作用，可缓解骨折患者疼痛，适用于双膦酸盐和雌激素应用有禁忌证或不能耐受的患者。国内常用的制剂有降钙素和依降钙素。降钙素有胃肠道外给药和鼻内给药 2 种方式，胃肠外给药的作用时间可持续达 20 个月。

双膦酸盐类：可抑制破骨细胞形成，从而抑制骨吸收。必须空腹服用，同时大量饮水。

甲状旁腺激素：间歇性小剂量的使用可以促进骨的形成，增加骨量，对老年性的骨质疏松或者是雌激素缺乏的年轻女性骨质疏松、男性骨质疏松，以及糖皮质激素所导致的骨质疏松都是有效果的。甲状旁腺激素可以单独使用，也可以和雌激素、降钙素、双膦酸盐及维生素 D 联合使用。

选择性雌激素受体调节剂：该类药物在某些器官中具有弱的雌激素样作用，而在另一些器官中可起到雌激素的拮抗作用，能预防骨质疏松症，还能降低心血管疾病、乳腺癌和子宫内膜癌的发生率。这类药物有雷洛昔芬等，能使椎体骨折的危险性下降40% ～ 50%，但疗效较雌激素差。绝经前妇女禁用。

Q: 怎样合理补充钙剂?

钙是人体内含量最多的无机元素之一，人体的钙不断进行着代谢，长期低钙饮食是骨质疏松症发生的重要因素。《中国居民膳食指南（2022）》营养素参考摄入量建议：中国居民中青年推荐每日钙摄入量为 800 mg（元素钙），50 岁以上中老年、妊娠中晚期及哺乳期人群推荐每日摄入量为 1 000 ～ 1 200 mg，可耐受的最高摄入量为 2 000 mg。而钙营养调查结果显示，我国城市居民每日钙平均摄入量不足 500 mg，不少省份低于 400 mg。

牛奶是含钙丰富的食物，一瓶牛奶 220 mL，含钙量约 220 mg。对于有乳糖不耐受症的人喝牛奶可引起腹胀和腹泻，应改饮酸奶，或采用脱敏法逐渐适应和耐受牛奶，即从小剂量开始饮用，每天逐渐加量，直到胃肠无不适的感觉为止。种子类食物（如芝麻、花生）、黄豆制品、虾皮和绿叶蔬菜的含钙量也较高。在经常食用富钙食物的同时，应注意避免食物成分的相互作用和影响，当膳食中磷酸盐含量过多时可减少钙的吸收。且植物中的植酸盐、草酸盐可与钙结合成不溶性植酸钙和草酸钙，降低钙的生物利用度。如食物中蛋白质摄入过多，可使肠道的酸度降低，影响钙的吸收。同时注意饮食中的钙、磷比例，钙与磷比例为 1∶1.5 较为适宜。

当膳食中的钙含量不能满足人体需要时，适当补充钙剂是适宜的。选择钙保健品首先要考虑含钙量，其次是溶解度和吸收率，再次为配方是否合理，最后还要考虑价格和口味。常用钙化合物的含钙量（100 g 钙片中含钙离子的含量）为乳酸钙 13%，碳酸钙 40%，葡萄糖酸钙 9%，柠檬酸钙 21%（表 5-2）。碳酸钙属于无机钙，需要胃酸溶解方可吸收，对于胃酸缺乏的人则不宜选用。葡萄糖酸钙和柠檬酸钙都属于有机钙，可空腹服用，不需胃酸溶解，但葡萄糖酸钙含钙量低，柠檬酸钙吸收率高，柠檬酸根还可抑制尿中的钙离子沉淀为肾结石。

人体钙的吸收和多种因素有关，大致在 15% ～ 45%，实验证实，多种钙保健品的钙吸收率大致相同。维生素 D 具有促进钙吸收的作用，因此在钙保健品中加入适量的维生素 D 可增加钙的吸收。

表 5-2　常见钙制剂含钙量和推荐服用量

制剂	元素钙浓度	1000 mg 元素钙的服用量
碳酸钙	40%	2.6 g
磷酸钙	31%	3.2 g
氯化钙	27%	2.7 g
乳酸钙	13%	7.7 g
国产枸橼酸钙（司特立）	21 %	4.8 g
高浓度柠檬酸钙 （美信钙）	每片 315 mg， 维生素 D 200 IU	3 片
葡萄糖酸钙	9%	12.0g
活性钙	每片 25 mg，每片 50 mg	40 片或 20 片
珍珠钙	每片 500 mg	2 片
盖天力	每片 25 mg	40 片
凯思立碳酸钙 D_3 咀嚼片	每片 500 mg， 维生素 D 200 IU	2 片
钙尔奇 D（碳酸钙）	每片 600 mg， 维生素 D 125 IU	1.66 片
健骨钙片（碳酸钙）	每片 300 mg	3.33 片
迪巧（碳酸钙）	每片 300 mg， 维生素 D 200 IU	3.33 片

Q: 如何补充维生素 D?

补充钙剂是否有效的关键是钙剂能否被很好地吸收，充足的维生素 D 是保证钙在胃肠道被充分吸收的条件，它能将钙的胃肠吸收率提高 1 ～ 5 倍。

维生素 D_3 在肝脏 25 位、肾脏 1α 位经过 2 个阶段羟化后，最终代谢为活性物质 1, 25（OH）$_2D_3$，其功能有促进肠钙吸收、促进骨形成、抑制甲状旁腺激素分泌过多，对钙代谢、骨代谢起重要作用。

活性维生素 D 有阿法骨化醇、骨化三醇，由于老年人肝肾功能下降，对维生素 D 的活化作用下降，故适用活性维生素 D，最佳剂量应在医生的推荐下使用，必要时可监测血中钙离子浓度。

绝经后妇女每天所需维生素 D_3 400 IU，过量摄入维生素 D 可造成蓄积中毒。

下列情况为维生素 D 中毒的早期表现，治疗中发现下列情况需高度警惕：便秘、腹泻、持续性头痛、食欲减退、口内有金属味、恶心呕吐、口渴、疲乏、无力、骨痛、尿混浊、惊厥、高血压、眼对光刺激敏感度增加、心律失常、偶有精神异常、皮肤瘙痒、肌痛、严重腹痛（有时误诊为胰腺炎）、夜间多尿、体重下降。

维生素 D 中毒还可引起高钙血症、全身性血管钙化、肾钙质沉淀及其他软组织钙化，而致高血压及肾衰竭，上述不良反应多发生于患有高钙血症和伴有高磷血症时。维生素 D 中毒可因肾功能、心血管功能衰竭而致死。中毒剂量可因个体差异而不同，每日应用 5 万单位超过 6 个月后，可使正常人发生毒性反应。

Q: 什么是骨性关节炎?

骨性关节炎是中老年人的常见病和多发病，在 60 岁以上人群中骨性关节炎的患病率 > 42%，在老年人中，女性发病率高于男性。它是一种以关节软骨变性和丢失，以及关节边缘和软骨下骨质再生为特征的慢性关节疾病。该病的始发部位在软骨，而关节边缘和软骨下再生骨质则称为骨刺。

骨性关节炎还有其他的名称，如骨质增生、退行性骨关节病、关节病、骨性关节病或者过度生长性关节炎等。发生的原因有肥胖、关节损伤、肌肉无力、支配关节区的神经损伤及遗传因素。

骨性关节炎可发生在任何关节，但常发生在手的小关节处和脚的大脚趾内侧关节，同时也会影响髋关节、膝关节和脊柱。它很少累及腕关节、肘关节和踝关节，除非这些部位关节受到损伤或压力过大。

Q: 骨性关节炎的特点有哪些?

在正常的关节内，每根骨骼的终端都是由软骨覆盖的。软骨就像两根骨骼之间的衬垫，为关节的活动提供了一个平滑的接触面。患骨性关节炎后，关节软骨受到破坏，从而导致关节肿胀、疼痛及关节运动障碍。

如果过度使用关节或长期不活动关节，都会影响关节或导致关节疼痛。如果这些关节缺少活动或锻炼，则关节周围的肌肉将会变弱，甚至变小和萎缩。反之，这些无力的肌肉也不再可能保护和支撑关节，这将可能加重关节痛，影响你的协调性和姿态。

骨性关节炎发展缓慢，持续数年，各关节发红、发热、肿胀的程度不重。晨起关节僵直比较常见，有些比较重，但持续时间短，一般小于 20 分钟。骨性关节炎可能会限制某些活动，如走路、洗澡、穿衣、爬楼梯和做家务等。

Q: 常见的骨性关节炎的特点有哪些?

髋关节骨性关节炎:腹股沟区、大腿内侧或髋的外侧疼痛,疼痛将会导致走路时有些跛。

膝关节骨性关节炎:患者活动膝关节时会感到疼痛和敏感,有时会觉得关节有摩擦感或者绊住的感觉。当上下楼梯或者从椅子上站起来时,也会感到疼痛。如果由于疼痛限制了活动,膝关节周围的肌肉力量将会变弱。

指关节骨性关节炎:手指关节的软骨受到破坏会产生关节疼痛、肿胀,最终产生关节内骨性增长物——骨刺。

脚部骨性关节炎:常发生在大脚趾的掌面的大关节,会引起疼痛、敏感。

脊椎骨性关节炎:椎间盘逐渐破坏及其引起的骨性增生可以导致颈、背部疼痛、僵直。同时也使脊柱内的神经受到额外的压力。患者可能会感到颈、肩、臂、下背部及腿部疼痛。这种放射性疼痛也可能与患者的手臂或腿的无力、麻木有关。

Q: 骨性关节炎产生的原因是什么? 如何预防?

很多因素会增加骨性关节炎的危险性,包括遗传、肥胖、关节损伤、某些关节重复过度使用(如足球和橄榄球运动员易发生膝关节相关损伤)、肌肉无力(大腿股四头肌无力)和神经损伤等。

体重控制是预防骨性关节炎的重要措施,避免某些运动或工作对关节的损伤也将有利于预防骨性关节炎。

Q: 骨性关节炎的治疗方法有哪些?

治疗目的：缓解关节疼痛和僵直，提高关节活动能力，改善患者的生活质量。

（1）物理和专业治疗：指导患者正确使用冷热疗法、正确使用关节且保存体能，帮助患者安装夹板或吊带，建议患者穿用适当的鞋等措施能增加关节运动范围和肌肉力量，改善活动能力，提高生活质量。

（2）延展治疗法：缓慢、温和的延展运动将帮助预防关节僵直，并且使晨起活动变得容易。有些专家指出，瑜伽和太极拳对关节炎患者有益，可提高关节的灵活性，增加肌肉的力量。

（3）有氧运动：水中的有氧训练可以减少关节的压力，是极佳的锻炼方式。散步也是一种锻炼方式，通过锻炼可以加强患病关节周围肌肉的力量，达到缓解疼痛、改善功能等目的。

（4）体重控制：保持适当的体重或减去多余的体重对于肥胖者来说，既可延长生命，又可帮助预防膝关节骨性关节炎。对已经患上骨性关节炎的患者，保持适当的体重或减轻体重将减轻体重对承重关节（髋关节、膝关节、背部和脚部关节）造成的压力，从而缓解疼痛。

（5）药物治疗：可缓解疼痛，应在专业医生的指导下服药。

（6）手术治疗：当关节严重受损，并且伴有持续性疼痛时，需要手术治疗。

第四节

绝经激素治疗

Q: 什么是绝经健康管理策略？

卵巢功能衰退是女性衰老的突出表现，女性将经历月经改变直至绝经，并伴随多种绝经相关症状。绝经对心血管、骨骼、认知功能会产生持续的不良影响，需对绝经女性开展全面的健康管理，包括每年健康体检、推荐合理饮食、增加社交及脑力活动、健康锻炼。中国幅员辽阔、地域差别大，结合各地的饮食习惯，基于《中国居民膳食指南（2022）》，建议多吃蔬果、奶类、全谷、大豆，适量吃鱼、禽、蛋、瘦肉，控糖（摄入量＜50 g/d，最好＜25 g/d）、少油（摄入量25～30 g/d）、少盐（摄入量≤5 g/d）、限酒（乙醇摄入量≤15 g/d）、戒烟、足量饮水（1500～1700 mL/d）。每天进行规律有氧运动，每周累计150分钟，另加2～3次抗阻运动，以增加肌肉量和肌力。

Q: 什么是绝经激素治疗？

绝经激素治疗（menopausal hormone therapy，MHT）是指给予绝经后妇女适量雌激素，以缓解由于雌激素缺乏造成的血管舒缩功能异常和生殖道、泌尿道萎缩等症状。

Q: 绝经激素治疗的益处有什么？

绝经激素治疗的好处有调整围绝经期紊乱的月经周期；缓解或根除更年期的潮热、出汗等症状；治疗泌尿生殖道的萎缩症状；减少雌激素缺乏引起的骨量过度丢失，从而延缓或防止骨质疏松症的发生。绝经早期使用还能降低心血管疾病及阿尔茨海默病的发生概率。

Q: 什么人群不适合或不能使用绝经激素治疗？

虽然绝经激素治疗对更年期综合征有良好的治疗作用，但大剂量用药对凝血功能有一定的影响，且口服绝经激素治疗药物可加重肝脏的负担、促进性激素依赖性肿瘤的生长，所以有以下疾病的人群不能或需要慎重使用性激素。

绝对禁忌证：有下列情况者绝对不能使用。如：①雌激素依赖性肿瘤：乳腺癌、子宫内膜癌、黑色素瘤；②孕激素依赖性肿瘤：脑膜瘤；③急性严重肝、肾疾病；④近6个月内有血栓栓塞性疾病；⑤不明原因的阴道出血。

相对禁忌证：有以下疾病的患者，需要进行绝经激素治疗时，不是绝对不能用，而是需要根据患者的具体情况，在医生的指导下慎重使用。如有子宫肌瘤、子宫内膜异位症、偏头痛、静脉曲张或栓塞史、胆囊或胰腺疾病、慢性肝病、乳腺癌史及乳腺癌高危情况（家族乳腺癌史、良性乳腺疾病）、子宫内膜癌史、家族性高脂血症、高血压、糖尿病等患者。

Q: 绝经激素治疗的发展史是什么样的?

早在 1816 年即有了更年期综合征一词,人们已经认识到雌激素不足可引起绝经后一段时间内出现一系列症状,从而导致健康状况不良。

在纯化的雌激素发明上市之前,有人用干燥的动物卵巢来治疗更年期综合征,1923 年科学家首次分离出一种"卵巢激素",1926 年一种未纯化的雌激素制剂上市并用于临床,1932 年 Geist 和 Spielman 首次提出了雌激素治疗可用于预防更年期综合征,1935 年至 1941 年 Albright 和 Reifenstein 又提出雌激素可预防骨质疏松症,1942 年第一个天然雌激素——结合雌激素上市,1960 年后单纯雌激素补充治疗(ERT)广泛用于临床。10 年后人们逐渐认识到有子宫的妇女使用 ERT 是不安全的,它使子宫内膜癌的发生风险明显增加了,所以有 40% 的妇女中断了 ERT。1971 年国际健康基金会在日内瓦召开首次关于 ERT 的大会,针对 ERT 导致子宫内膜癌发生率明显增加的问题,强调有子宫的妇女在补充雌激素的同时,应周期性地加用孕激素。20 世纪 90 年代后不再讨论绝经后妇女是否该用雌激素,而是讨论雌激素可以预防什么疾病,如何安全地使用绝经激素治疗。

Q: 什么人可以单用雌激素?

很多女性在更年期服用性激素时,常常会发现,虽然自己和姐妹们都患有更年期综合征,都在使用性激素,但每个人使用性激素的种类、方法和孕激素配伍的方式却并不完全相同。单用雌激素仅适用于子宫已切除,不需要使用孕激素来保护子宫内膜的妇女，主要为连续用药方式，即每天都使用雌激素。

Q: 什么人必须使用雌、孕激素联合治疗？

子宫完整的妇女，加用孕激素的目的除了对抗雌激素促子宫内膜的过度生长作用外，对增进新骨形成也可能有协调作用，所以加用孕激素不仅可以减少子宫内膜癌的发生，还对骨质疏松症的预防有好的作用。孕激素加用的方法主要有以下两种。

雌、孕激素序贯应用：这是模拟正常生育期妇女的月经生理周期，在每月的前 25 天（周期性）或每天使用雌激素的（连续性）基础上，每月加用孕激素 12～14 天，分为两种方案。雌、孕激素序贯疗法造成阴道出血率高达 90% 以上，但较规律，适应于年龄较小、绝经早期、能够接受或愿意有周期性阴道出血的妇女。

有些医生和患者觉得每周期用 12～14 天孕激素太麻烦，就自作主张用 5～7 天孕激素，每天剂量稍微大一些，认为这样子宫内膜的安全性就能得到保证，而既往的临床研究显示，长期雌、孕激素序贯应用时，每周期孕激素必须使用 12～14 天，才能保证子宫内膜的安全性，国外的研究已经证实，每周期加用 12～14 天的孕激素，患者发生子宫内膜癌的风险和不使用性激素的妇女发生子宫内膜癌的风险相同。每一周期中，孕激素使用时间的长短比用药剂量的增减更重要，单纯增加孕激素的剂量，但每一周期使用时间小于 7 天，仍然不能预防子宫内膜癌的发生。

雌、孕激素连续联合应用：雌、孕激素每日联合使用，适用于年龄较长、不愿有周期性阴道出血的妇女，此用药方法简单易行，但在用药半年内常有难以预料的不规则阴道出血。

Q: 为什么有些女性只需要孕激素治疗？

有些女性在 40 岁以后，雌激素与孕激素的比率失衡，当孕激素水平不足时就会出现月经周期缩短、月经前及月经后淋漓出血。当卵巢不排卵时，就没有孕激素，常常出现月经周期延长，停月经数月后出血，出血后不能很快干净。有些女性月经周期缩短，甚至 20 天就来一次月经，而且在正式来月经之前有少量褐色出血，月经之后也常常不能很快干净。还有一些女性月经不规律，常常在月经停止几个月后才来一次月经，而一来月经还不能自己干净，甚至出血十几天到几个月都不能彻底干净，出血量也没有规律，有时多，有时少。有上述情况的女性到医院就诊时，医生建议服用孕激素治疗。

单用孕激素主要方法有周期性和连续性使用两种。前者适用于绝经过渡期，常被称为孕激素撤退试验，当患者停月经几十天或数月时，可先用孕激素 5 ～ 7 天。如果在停用孕激素 5 ～ 7 天后出现阴道出血，说明患者体内雌激素水平不低，暂不需使用雌激素；如果患者没有出现阴道出血，可能提示患者体内雌激素水平已下降到绝经状态。对于月经不规律的患者，每 3 个月可以使用一次孕激素，可防止子宫内膜增生及判断体内雌激素状态。对于月经周期缩短的女性，可以在每次月经周期的第 10 ～ 14 天开始服用孕激素。孕激素在医生的指导下使用是安全的。

Q: 性激素的使用为什么有口服和经皮肤之分？

口服用药简单、方便，是临床上最常见的用药方式，口服性激素以片剂为主。药物口服后经肝肠循环进入血液循环，再作用于靶器官，故血液中的雌激素浓度易波动。性激素对肝脏的碳水化合物代谢、血脂代谢、凝血系统均有影响，对胆汁的产生和排泄也有影响。

经皮肤使用（皮贴、皮埋及涂抹霜剂或胶）的优点是可使用天然雌、孕激素，可避免肝的首过效应，适用于肝、胆功能轻度异常及可能患有需要避免对肝、胆刺激或对代谢不利的疾病，如高血压、糖尿病等；也可用于有消化道吸收功能障碍者。皮肤贴剂所含的雌激素在贴的药库或基质内，缓慢、稳定地释放雌激素，多数贴剂为每周使用两贴。用药后可使患者血中的激素水平达到稳定状态，个别患者用药后有皮肤反应和过敏。皮肤涂抹胶多数为含有酒精的雌激素胶状物，涂抹在肩、手臂和腹部皮肤，通过表皮的雌激素储存在皮肤的角质层内，缓慢释放，一般情况下每日涂一次。

Q: 什么人需要经阴道使用雌激素？

经阴道使用的雌激素主要制剂有阴道霜剂（软膏）、阴道栓剂、阴道片剂和阴道胶囊。经阴道用药所需药物剂量小，局部生效快，常作为口服途径的辅助用药，用于改善泌尿生殖道萎缩症状，主要用于老年性萎缩性阴道炎、阴道烧灼样疼痛、反复尿路感染、尿频、尿急患者，不受年龄限制。

Q: 绝经激素治疗为什么要尽可能选用天然雌激素?

什么是天然雌激素?所谓的天然雌激素主要指和人体内卵巢产生的雌激素一样的雌激素。天然雌激素主要包括雌二醇（estradiol，E_2）、雌酮（estrone，E_1）、雌三醇（estriol，E_3）、结合雌激素（conjugated estrogen，CE）及戊酸雌二醇（estradiol valerate，EV）。天然雌激素的优点是对肝代谢影响较弱，比较符合生理特性，易于监测血雌激素水平。

人体中 17β-E_2 的雌激素活性最强，是体内起主要作用的雌激素。E_2 在胃肠道很少吸收并易被灭活，故多经皮肤使用。E_2 经过微粒化可在消化道迅速吸收。E_1 的雌激素活性弱于 E_2，纯 E_1 目前不用于绝经激素治疗。E_3 为 E_2 和 E_1 的代谢产物，雌激素活性弱，经阴道使用可达到较高血浓度。

合成雌激素：己烯雌酚（diethylstibestrol，DES）是非甾体类具有强雌激素活性的药物，目前不用于 HRT。乙炔雌二醇（炔雌醇）是目前避孕药的主要成分，对肝代谢影响较大，不宜用于绝经激素治疗。乙炔雌三醇环戊醚（尼尔雌醇）是 E_3 的衍生物，口服吸收后储存于脂肪，缓慢释放，为长效雌激素，用于绝经激素治疗应定期加用孕激素防止子宫内膜增生。

Q: 什么是植物雌激素?

植物雌激素是一类具有类似动物雌激素样生物活性、来源于植物的化合物。流行病学调查显示，在传统的富含植物雌激素饮食的亚洲国家，其发生乳腺癌、前列腺癌、心血管系统疾病、骨质疏松症及其骨折，即所谓的"西方"病的危险性明显降低。

植物雌激素主要分为异黄酮类、库玛斯坦类及木质素（或木酚素）类，多来源于植物及其种子。异黄酮类的雌激素样作用几乎存在于各种豆类及谷物中，也广泛存在于中草药中，如葛根、补骨脂等。木质素类广泛存在于谷物、蔬菜及水果中，其中亚麻籽中含量最高（600 ～ 3700 mg/kg）。库玛斯坦类主要存在于发芽的豆类（如黄豆芽）及饲料中。

由于植物雌激素对更年期症状有一定的缓解作用，而且对子宫内膜无明显刺激作用，对乳腺的安全性良好，所以是目前全球范围的研究热点。国内治疗更年期综合征的中药也属于植物雌激素的范畴。中药对更年期症状有较好的效果，使用安全，但对于有严重更年期症状的患者，疗效不如绝经激素治疗。

Q: 绝经激素治疗的剂量如何掌握？

性激素的使用原则为选用最低有效剂量。性激素剂量过小，可能会影响治疗效果，比如不能有效地缓解潮热、出汗等更年期症状，不能预防骨密度的下降以起到防止骨质疏松症及其骨折发生的作用。但是剂量过大，并不能增加疗效，反而会增加药物不良反应。因为每一个个体对每一种药物的反应性是不同的，所以用性激素类药物应遵循个体化原则，应在有效性和安全性之间寻找平衡点。国内很多更年期妇女由于过分害怕性激素的不良反应，使用药物剂量过低，从而影响了药物有效性。

Q: 绝经激素治疗应从什么时间开始？

过去认为性激素药物应在绝经后早期尽早使用，以达到缓解更年期综合征症状、预防骨质疏松症的目的。现在发现有些女性在围绝经期或绝经过渡期就有明显的潮热、出汗等症状，而且骨量丢失从绝经过渡期就开始了，所以对有性激素补充需求的妇女，应尽早使用。绝经早期妇女发生乳腺癌、血管栓塞性疾病及其他疾病的风险都小于绝经晚期的妇女，所以越早使用，收益越大，风险越小。

Q: 绝经激素治疗会增加子宫内膜癌的发生风险吗?

在西方发达国家，子宫内膜癌已成为最常见的女性生殖系统恶性肿瘤。绝经激素治疗和子宫内膜癌发病的关系，一直是近年来研究的热点之一。20世纪70年代起，人们已认识到单纯使用雌激素补充治疗（ERT）明显增加子宫内膜癌的发病率。雌激素能促进子宫内膜细胞的有丝分裂，促进子宫内膜的增生，长期使用可引起子宫内膜增生，进而发展为子宫内膜癌。任何时间使用ERT，发生子宫内膜癌的相对危险性为3或更高，与使用时间和药物剂量有关，使用ERT 10 ~ 15年以上，相对危险性接近10。

近年来的文献研究证实，加用足量、足够疗程的孕激素可以使子宫内膜癌的风险明显降低，绝经激素治疗组发生子宫内膜癌的风险和不用药的安慰剂组比较，子宫内膜癌的风险并不增加。但并不能完全消除子宫内膜癌的发生，因为有些子宫内膜癌和雌激素不相关。

雌激素治疗所致的子宫内膜癌恶性度低，其肿瘤侵犯组织表浅，组织分化好，且早期易发现，故不增加子宫内膜癌的病死率。在应用绝经激素治疗时，应定期监测子宫内膜厚度，对有不规则子宫出血或 B 超显示子宫内膜厚度 5 mm 以上的患者，应行子宫内膜活检。

Q: 子宫内膜单纯性增生患者更年期能用绝经激素治疗吗?

子宫内膜不典型增生的治疗原则是行全子宫切除。无子宫内膜不典型增生者须在治疗完全逆转后，才可考虑绝经激素治疗。雌激素和孕激素的连续联合方案对保留子宫的女性具有更高的安全性；全子宫切除术后是否需联合使用孕激素尚无明确证据。所有患者均应密切随访，保留子宫者应定期门诊随访，进行妇科彩超检查，必要时要做宫腔镜取子宫内膜做病理检查除外恶性病变等。

Q: 做过卵巢子宫内膜样囊肿剥除手术，更年期综合征可以用绝经激素治疗吗?

这种情况是可以考虑选择合适的绝经激素治疗方案并定期严密随访的。子宫内膜异位症患者自然绝经后出现明显更年期症状者，建议使用雌激素与孕激素连续联合方案或替勃龙治疗，不建议使用序贯疗法使之定期来月经，雌激素应使用最低有效剂量。严重子宫内膜异位症行子宫及双侧附件切除的患者，如需绝经激素治疗，建议使用雌、孕激素连续联合方案或替勃龙治疗至少 2 年后再改为单用雌激素。期间患者应定期体检，复查有无慢性疼痛症状，复查彩超有无病灶复发，复查肿瘤标志物（如 CA125）是否升高等。

Q: 子宫小肌瘤患者更年期可以用绝经激素治疗吗?

子宫肌瘤是生殖器官中常见的一种良性肿瘤,属于激素依赖性肿瘤。予以激素治疗后,如子宫肌瘤不增大、症状不明显可随访观察,但对腹痛或子宫肌瘤迅速增大者,则需进一步检查排除子宫肌瘤变性或恶变。子宫肌瘤 < 3 cm 安全性较高, > 5 cm 风险可能会增大,对于子宫肌瘤为 3 ～ 5 cm 者应根据患者情况综合判断。对于子宫肌瘤患者而言,雌激素口服比经皮肤用药更安全,替勃龙比雌、孕激素连续联合疗法更安全。

Q: 绝经激素治疗和乳腺癌有何关系?

部分妇女在使用绝经激素治疗时发生乳房胀痛,和雌、孕激素均有关。在除外乳腺有器质性病变后,可减小雌激素剂量。

乳腺癌是女性发病率最高的恶性肿瘤。我国女性乳腺癌发病的中位年龄为 48 ～ 50 岁,恰好是绝经管理的目标人群,因此需充分重视中年女性乳腺健康,尤其是乳腺癌筛查。绝经激素治疗与乳腺癌的关系复杂,具体的方案、药物、用药持续时间及患者的本身特征均可能对乳腺癌的发生产生影响。

单独应用雌激素不额外增加乳腺癌风险,但尚不明确不同雌激素对乳腺癌风险的影响是否存在差异。多数研究表明,雌、孕激素联合应用轻度增加乳腺癌风险(属于罕见级别),增加的风险略高于每天喝 1 杯葡萄酒的人群,但小于每天喝 2 杯葡萄酒的人群,与肥胖和活动少人群的患癌风险相当。乳腺癌风险可能与孕激素种类有关,含天然黄体酮或地屈孕酮的绝经激素治疗方案相关乳腺癌风险较含其他合成孕激素的方案低。

患乳腺癌风险与绝经激素治疗的使用时间有关，随着用药时间延长，不论何种方案，乳腺癌风险均有所增加，但长期绝经激素治疗的数据仍较少。

Q: 乳腺增生患者是否可以使用绝经激素治疗？

乳腺增生是最常见的乳房疾病，多于 30 ～ 50 岁发病，可以无症状或有周期性乳房胀痛、乳头溢液等症状，如果为囊性硬化性腺病则显示乳腺有微小的囊性变，多发生于西方国家的妇女，东方国家的妇女以乳腺单纯性增生病为主。

在绝经激素治疗前应常规行乳腺检查，对有症状的妇女应询问既往病史，进行临床检查、乳腺 B 超或钼靶 X 照相，必要时针吸囊腔行细胞学检查。目前没有证据显示乳腺增生的妇女不能使用绝经激素治疗。绝经激素治疗中若乳腺胀痛明显可以适当减少孕激素用量，同时应做乳腺 B 超检查以除外病变。

Q: 绝经激素治疗 1 个月后乳房胀痛，还能继续吗？

在口服绝经激素治疗之前，需要进行全面而正规的全身检查，包括妇科彩超、性激素水平检测、乳腺彩超等多种方面，没有问题才开始启动绝经激素治疗。如果口服 1 个月激素治疗后，又出现乳房胀痛，一方面，应该回过头去重新评估之前的全身检查是否都是正常的，有没有疏漏的地方；另一方面，建议复查一下乳腺彩超看看乳腺有无异常发现。如果有，建议暂停绝经激素治疗，于乳腺专科就诊。如果没有异常发现，可以放心继续绝经激素治疗，或者是根据患者具体情况进行用药剂量或种类的调整。

Q: 绝经激素治疗会增加其他肿瘤的发生风险吗?

①子宫颈癌的主要致病原因为高危型 HPV 持续感染,目前研究提示绝经激素治疗不会增加子宫颈鳞癌的发生风险。②绝经激素治疗是否增加卵巢癌风险没有统一结论,其中浆液性和子宫内膜样卵巢癌发病可能和绝经激素治疗相关,对于卵巢癌术后患者绝经激素治疗的使用问题,目前认为绝经激素治疗不增加卵巢癌的复发风险。③随机对照研究和观察性研究显示,单用雌激素或雌孕激素治疗均不增加肺癌的发病率。④绝经激素治疗可降低结直肠癌的发生风险。⑤绝经激素治疗与肝细胞癌之间无明确相关性。⑥绝经激素治疗可能降低胃癌的发生风险。⑦现有的文献不支持绝经激素治疗增加血液系统恶性肿瘤的风险,但绝经前女性接受造血干细胞移植发生卵巢早衰的风险 > 90%;绝经激素治疗不增加原发血液病复发的风险,但启动时机建议待原发疾病情况稳定后再开始。

Q: 绝经激素治疗中阴道出血正常吗?

激素补充治疗中对于有子宫的妇女,在服用雌激素的同时,为了减少子宫内膜增生,防止子宫内膜癌的发生,必须同时使用孕激素。加用孕激素后,阴道出血将不可避免。

雌、孕激素序贯应用是模拟正常生育期妇女的月经生理周期,在每天使用雌激素的基础上,每月加用孕激素 12 ～ 14 天,不管是周期性还是连续性方案,都会发生阴道出血,且阴道出血率高达 90% 以上,但较规律,常发生于孕激素停止或服用 10 天后。

雌、孕激素连续联合应用，没有周期性阴道出血，但在用药半年内常有难以预料的不规则阴道出血。如果患者在用药前常规妇科和阴道 B 超检查都正常，且阴道出血量少于月经量，出血的时间和规律比较符合用药的方法，一般讲这种阴道出血是药物的正常反应。如果阴道出血量明显多于月经量，出血时间和用药方法不相符，应及时检查除外子宫内膜增生、子宫内膜息肉、子宫内膜癌、阴道炎、宫颈炎、子宫内膜炎、宫颈息肉、宫颈癌、卵巢癌等疾病。

Q: 绝经激素治疗会不会长胖？

随着年龄的增长和雌激素水平的下降，身体的脂肪、肌肉会重新分布，腰围逐渐增粗、内脏脂肪逐渐沉积，部分女性开始"发福"。但是不是所有女性都会随着年龄增加而"发福"，这跟生活习惯是否规律、生活方式是否健康、是否健康锻炼有关。激素补充治疗如果大剂量使用时会有水钠潴留而造成体重增加，使用低剂量激素一般不会出现明显的长胖，所以不需担心这一方面。

Q: 绝经激素治疗会不会容易发生血栓？

大剂量使用雌激素时血栓栓塞发生的危险会增加，35 岁以上有吸烟史的女性，大剂量口服避孕药会增加深静脉栓塞、肺栓塞和心肌梗死的发生风险。激素治疗会轻度增加血栓风险，血栓是激素治疗禁忌证。但是，绝经激素补充治疗是在医生的严格评估下，针对没有激素治疗的禁忌证、又该补充激素的人群，在合适的"治疗窗"之内开始启动的个体化治疗方案。这是权衡利弊之后的方案，能规避一些血栓高风险人群，规避相应的血栓风险。

Q: 使用孕激素有哪些不良反应?

有些患者在行绝经激素治疗时，服用孕激素后觉得非常不舒服，我们称之为孕激素不耐受。服用孕激素产生的精神、躯体症状，以及对代谢的影响，是影响患者坚持使用绝经激素治疗的主要原因之一。

孕激素产生的精神症状主要有焦虑、易激惹、烦躁、恐慌、抑郁、注意力不集中、健忘、嗜睡、情绪不稳定等。某些合成孕激素对脂代谢有负性作用，增加胰岛素抵抗和血管抵抗，会加重痤疮、皮肤油脂分泌、腹胀痛和痉挛、体液潴留、乏力、头痛、眩晕、乳房胀痛。医生可根据患者出现的不良反应来调整孕激素的药物种类和剂量。

Q: 绝经激素治疗中应注意哪些不良反应?

绝经激素治疗可以提高绝经后妇女的生活质量，雌激素除了可以有效改善更年期症状，更重要的是它还可以保护女性的骨骼、保护心血管、改善泌尿生殖道萎缩症状、保护神经系统、预防老年痴呆等。

但是，如果没有经过全面地评估，盲目进行用药，可能会产生一定的不良反应。比如偏头痛或严重的头痛可能是脑血管阻塞的前期征象，须立即停药。少数妇女在用药时血压轻度升高，一旦血压显著升高，应停药。无严重肝功能损害的高胆红素血症患者用药时须严密监测肝功能，一旦出现肝功能异常，应停药。血中甘油三酯中等程度升高的妇女用药时甘油三酯可能进一步升高，需要定期监测。绝经激素治疗可能影响外周组织对胰岛素的敏感性和糖耐量，因而糖尿病患者用药时应仔细监测空腹血糖。绝经激素治疗过程出现不正常的子宫出血则须评估子宫内膜情况。子宫肌瘤患者用药时需要定期复查妇科彩超，肌瘤增大时应停药。有出现黄褐斑倾向的妇女（如孕期黄褐斑），用药时应避免阳光或超紫外线照射。

Q: 绝经激素治疗的安全性监测包括什么？

有些女性在出现更年期综合征的各种症状后，补充性激素的要求非常迫切，但还是建议患者在用药前接受如下检查，以便医生对身体情况有全面的了解。使用绝经激素治疗后，如用药期间无明显异常，可每一年重复如下检查。

（1）乳房：是否胀痛，触诊情况；用药前及用药后每年行乳腺彩色 B 超检查或乳腺 X 线检查或乳腺磁共振成像检查。

（2）阴道出血情况：包括出血是否规律、出血量及伴随情况。

（3）体重变化，在用性激素早期会有一过性的体重增加，与性激素造成体内水钠潴留有关。

（4）定期检查肝肾功能、血糖、血脂。

（5）生殖器官及子宫内膜安全性检查，用药前及用药后每年行宫颈细胞学检查、盆腔 B 超，重点监测子宫内膜病变。

（6）体检除外新生疾病。

（7）骨密度测定，了解患者的骨骼状态和药物治疗效果。

Q: 绝经激素治疗期间多久复查一次?

绝经激素治疗期间的定期复查非常重要。复诊的主要目的在于了解治疗效果,解释可能发生的乳房胀痛和非预期阴道出血等不良反应。

根据绝经激素治疗的获益和风险制订个体化治疗方案,鼓励适宜对象坚持治疗。绝经激素治疗的时间无特殊限定,可按个体情况和本人意愿调整用药方案或改变治疗策略。对于年长女性应更谨慎地评估用药风险和关注不良事件。只要收益大于风险,鼓励坚持规范用药,定期随访。开始启动绝经激素治疗后,建议第1、第3、第6、第12个月进行复诊,之后每年进行一次复诊,如果期间有异常症状和临床表现,建议随时门诊复诊。

Q: 开始绝经激素治疗后,复诊需复查哪些项目?

建议刚开始启动绝经激素治疗之前,带上近3～6个月做的健康体检报告,还需要进行性腺激素、妇科超声、乳腺彩超、TCT、HPV检查等,可依据治疗目的行骨密度测试、维生素D检测等。开始进行绝经激素治疗后,需要在第1、第3、第6个月复诊评估症状改善程度、疗效如何、有无不良反应等。第12个月重复启动治疗的所有检查,重新评估继续绝经激素治疗的利和弊,必要时调整方案。

Q: 绝经激素治疗一段时间症状缓解后能停药吗?

绝经后妇女短期的激素替代治疗,可以有效地缓解雌激素缺乏导致的血管运动功能紊乱和阴道干涩等症状,但应该坚持每天服药，因为停止服药几天后症状就会复发。对不能服用雌激素的患者，孕激素也可以缓解症状，但可能会有乳房胀痛、腹部不适等症状。

Q: 开始进行绝经激素治疗后，要吃药到多少岁？

目前根据《中国绝经管理与绝经激素治疗指南》（2023 年版），并没有具体规定绝经激素治疗只能进行到多少岁，也就是说，没有说要吃到多少岁就一定要停药。每年的大复查就是为了重新评估是否需要继续绝经激素治疗，评估利和弊，只要利大于弊，就可以继续进行绝经激素治疗。该指南建议，吃到平均绝经年龄或者 60 岁都是利大于弊的。如果 60 岁之后进行评估仍然是利大于弊，则可以继续进行绝经激素治疗。

Q: 绝经 1 年了，到底需不需要补充点激素？

是否补充激素需要根据每个人不同的绝经相关症状而定。不同年龄女性补充激素的获益不同，推荐在卵巢功能衰退后尽早启动。只要出现以下症状而无激素使用禁忌者都可以补充激素。

（1）绝经相关症状：月经紊乱、潮热、多汗、睡眠障碍、疲倦、情绪障碍（如易激动、烦躁、焦虑、紧张、低落）等。

（2）生殖泌尿道萎缩相关问题：阴道干涩、阴道疼痛、外阴瘙痒、性交痛、反复发作的萎缩性阴道炎、反复下尿路感染、夜尿、尿频、尿急等。

（3）低骨量及骨质疏松症：存在骨质疏松症的危险因素及绝经后骨质疏松症。绝经激素治疗可作为预防 60 岁以下及绝经 10

年以内女性骨质疏松性骨折的一线选择。

Q: 绝经 1 年但没有明显的更年期症状，可以吃点激素延缓衰老吗?

绝经激素治疗是通过弥补卵巢功能衰竭而采取的一种治疗措施。经过多年实践证实，科学应用绝经激素治疗可有效缓解绝经相关症状。绝经早期使用还可在一定程度上预防老年慢性疾病的发生。对于年龄 < 60 岁或绝经 10 年内、无禁忌证的女性，绝经激素治疗用于缓解血管舒缩症状、减缓骨量丢失和预防骨折的获益最高。因此，只要全面评估利大于弊，就可以进行绝经激素治疗。

Q: 绝经 1 年后体检发现骨质疏松，此外没有任何更年期症状，需要绝经激素治疗吗?

60 岁以前的更年期和已绝经妇女，特别是已经出现更年期症状的患者进行绝经激素治疗，可明显增加已患有骨质疏松症患者腰椎和髋部骨密度、降低发生椎体及非椎体骨折的风险。所以，《中国绝经管理与绝经激素治疗指南》（2023 版）指出，绝经激素治疗可以预防未来的骨质疏松症，对于有骨质疏松症高危因素的女性，建议积极行绝经激素治疗。所以绝经 1 年，体检发现有骨质疏松者，如果没有绝经激素治疗的禁忌证，是可以考虑给予绝经激素治疗的。

Q: 绝经 10 年，体检发现骨质疏松症，需不需要进行绝经激素治疗？

不建议。虽然雌激素类药物能抑制骨转换，阻止骨丢失，降低骨质疏松性骨折的发生风险。但是绝经 10 年以上者，并不建议行激素补充治疗。

虽然不能补充激素，但是我们还是建议采取一些措施：采用健康的生活方式；多吃粗粮纤维，吃足量蔬菜和水果，每周吃 2 次鱼类食品，吃少油少盐食物；少吃甜食，戒烟限酒；足量饮水；每周累计 150 分钟运动，另加 2 ～ 3 次抗阻运动，增加肌肉量和肌力；另外，需要口服抗骨质疏松症药物，如双膦酸盐类药物、降钙素类药物，补充钙剂、维生素 D 等。

Q: 系统性红斑狼疮患者更年期可以用绝经激素治疗吗？

如果需要使用，尽量使用经皮的激素治疗。因为激素在系统性红斑狼疮的病理过程中可能起重要作用。系统性红斑狼疮患者更容易出现卵巢早衰和骨质疏松。已有证据提示系统性红斑狼疮活动期患者不适合绝经激素治疗，病情稳定或处于静止期者可在严密观察下行绝经激素治疗。此外，系统性红斑狼疮患者有更高的血栓形成风险，应用经皮雌激素可减少血栓形成。

Q: 过敏性哮喘患者更年期可以用绝经激素治疗吗？

血清雌二醇水平波动可能会影响女性患者哮喘发作的严重程度，如果患有过敏性哮喘，建议去呼吸科正规用药控制哮喘使之处于稳定状态。然后评估更年期综合征的严重程度，如果权衡利弊需要使用绝经激素治疗改善症状，不建议使用口服的雌激素。而是建议使用经皮涂抹的雌激素或雌激素与孕激素连续联合治疗，这样可能具有更高的安全性。

Q: 偏头痛患者更年期可以用绝经激素治疗吗?

先兆偏头痛是脑出血、脑梗死发生的高危因素，雌激素对偏头痛的作用与其血清浓度波动密切相关。并且，雌激素剂量的增加与癫痫发作频率增加相关，所以应该权衡利弊，由妇科内分泌专科医生判断是否一定要使用绝经激素治疗。如果需要，建议使用经皮涂抹的雌激素，可能比口服雌激素有更高的安全性。

▶▶▶ 第六章

外阴炎、阴道炎、盆腔炎

第一节

外阴炎

Q: 什么是外阴炎？

外阴炎是妇科最常见的生殖道感染性疾病，是由于病原体感染或受到各种不良刺激而引起的外阴皮肤或黏膜的炎症，有时可合并阴道炎、尿路感染、肛门直肠系统疾病或全身性炎症。不同年龄段女性均可发病，以育龄期女性多见，也可见于绝经后女性和婴幼儿。

外阴炎主要分为四类，其中非特异性外阴炎又称单纯性外阴炎，是由物理、化学等非病原体因素所致的外阴皮肤或黏膜炎症；前庭大腺炎症又分为前庭大腺炎、前庭大腺脓肿和前庭大腺囊肿，多见于生育期妇女；外阴阴道假丝酵母菌病是由白假丝酵母菌所致的常见的外阴阴道炎症，约 70% 的妇女一生中至少患过一次该疾病；婴幼儿外阴皮肤菲薄、雌激素水平低，容易受到病原体侵袭而发生外阴炎。

Q: 哪些因素容易引起外阴炎？

白带异常和外阴皮肤瘙痒是外阴炎常见的临床表现，引起外阴炎的原因有很多，如日常生活中衣着因素的刺激、全身性疾病、外阴局部病变及感染等，都可能成为致病因素。其中常见的诱因如下。

（1）长期穿透气性差的紧身化纤内裤。

（2）肥胖。

（3）不良卫生习惯，如经期长时间使用卫生巾，引起皮肤黏膜摩擦、局部潮湿等，以及经常用有刺激性的肥皂清洗外阴，或外阴接触某些香料、棉麻制品等导致过敏。

（4）长期应用广谱抗生素、妊娠、患有糖尿病、应用免疫抑制剂，以及接受大量雌激素、糖皮质激素治疗等。

（5）尿瘘、粪瘘患者外阴受到尿液长期浸渍、粪便污染刺激。

（6）病原菌感染，如霉菌、滴虫、淋球菌、阴虱、疥螨感染等。

（7）绝经期女性雌激素缺乏。

Q: 外阴炎的表现有哪些？

外阴炎的主要表现为阴道分泌物异常及外阴皮肤瘙痒不适。由于炎症刺激，患者会表现为白带量增多，可呈黏液状、黄绿色泡沫状、凝乳状，或呈血性或脓性白带。外阴皮肤瘙痒、灼热伴疼痛等，在活动、性交、排尿、排便时加重。急性期外阴炎可表现为充血肿胀、糜烂状或伴有抓痕，严重者形成溃疡。慢性炎症可使外阴皮肤增厚、粗糙、皲裂，或形成湿疹，甚至出现苔藓样变。

如果炎症侵及尿道会出现尿频、尿急、尿痛等尿路感染的症状；如感染沿下生殖道上行传播会出现阴道炎、宫颈炎，甚至盆腔炎症。

Q: 外阴炎治疗方法有哪些?

①要积极寻找病因，如糖尿病患者及时治疗糖尿病、盆底功能障碍者积极进行盆底肌锻炼或手术治疗。②保持外阴干燥清洁。③可用 1∶1000 高锰酸钾坐浴，外阴局部有破溃者可用抗生素软膏或紫草油，也可选清热解毒中药煎水熏洗外阴，每日 1～2 次。④合并细菌感染者口服喹诺酮类抗生素或头孢菌素抗感染，若有脓肿形成应当及时切开引流。⑤老年女性局部可以外用雌激素乳膏，激光、射频等物理方法也可以用于治疗外阴炎。⑥婴幼儿的外阴炎如果是寄生虫感染，可针对性给予驱虫治疗。

Q: 得了外阴炎该怎么办?

女性朋友确诊外阴炎后做到以下几点，可快速提高疗效。

（1）瘙痒处应避免通过过度搔抓、摩擦、热水洗烫等方式止痒；不用碱性强的肥皂洗浴阴道或外阴，以免阴道正常菌群失调，阴道酸性抗菌屏障被破坏；不滥用刺激性强的激素类药物外涂。

（2）内裤应柔软、宽松，以棉织品为主，避免与袜子同洗。

（3）平时注意保持外阴部位的清洁干爽，避免尿液及粪便污染外阴，在月经期间勤换卫生巾，避免经血污染。

（4）避免不洁性行为，建议性生活全程正确使用安全套。

（5）避免外阴损伤和病原体感染。

（6）非经期避免使用卫生护垫，使用合格的卫生用品。

大多数患者经过局部用药治疗后，症状很快会改善或消失，但这并不能说明炎症已经痊愈，只是病原体暂时受到了抑制，应该继续完成当前疗程的治疗，月经期间可以暂时停药，在月经干净后做妇科检查和阴道分泌物的显微镜检查，阴性者属于近期痊愈。如果需要，还将继续治疗。只有连续 3 个月妇科检查及阴道分泌物显微镜检查均无异常，才算完全治愈。

第二节

阴道炎

Q: 什么是阴道炎？该如何治疗？

　　阴道炎和盆腔炎都是妇科常见的感染性疾病，一般来说，如果阴道内有疼痛、瘙痒、烧灼感，阴道分泌物检查发现异常的微生物，同时没有其他导致以上情况的疾病，就可以诊断为阴道炎。阴道炎急性期主要通过缓解症状、改善阴道内微生物环境等方式进行治疗。如果经常出现下腹隐痛，同时阴道分泌物增多，有时候还有异味，那么就很有可能是盆腔炎。盆腔炎主要是抗生素治疗。

　　如果反复出现阴道炎或盆腔炎，那就说明身体的防御功能出现了问题，应该去咨询妇科医生，调整生活习惯，治疗潜在的其他疾病，从而达到根治盆腔炎和阴道炎的效果。

Q: 患阴道炎与生活习惯有关系吗？

　　阴道炎与生活习惯及身体结构都有很大关系。女性的阴道有防御功能，包括阴道前后壁的紧贴及阴道里面酸性的环境。性生活等外界因素的干扰可能导致阴道内的环境发生变化，从而导致阴道炎发作。女性朋友们需要注意的就是通过良好的生活习惯，构建良好的阴道防御功能。女性朋友们在生活中应该注意以下几点。

（1）保持私处透气、干燥，减少穿紧身不透气裤子的频率及时间。如条件允许，每日换洗内裤并在阳光下暴晒，或使用合格的烘干机杀菌处理。

（2）私处定期清洁，用温水即可，避免使用私处洗剂。洗剂的剂量、使用频率不正确更容易造成阴道菌群失调，加重炎症。

（3）戒烟酒，避免熬夜，荤素搭配，合理膳食，治疗阶段减少甜食的摄入。

（4）禁止乱用抗生素，不合理、不合规使用抗生素容易导致阴道菌群失调诱发炎症。

（5）适当运动，增加自身免疫力。治疗期间禁止性生活，以免带入细菌，加重感染。

（6）增强盆底肌锻炼，保持阴道紧致贴合状态，减少细菌入侵的可能。

Q: 阴道炎能根治吗?

阴道炎是完全可以治好的。阴道炎是特别常见的妇科疾病，每个女性一生中都有可能得过一次阴道炎，它就像"过敏性鼻炎""季节性流感"一样常见。阴道炎的治疗需要医生的专业指导用药，不同种类的阴道炎使用的药物也不一样。而且，阴道内本来就定居着很多菌群，身体免疫力足够好的患者其体内菌群可以友好相处，即使不用药，阴道炎也有自愈可能。

Q: 阴道炎是性病吗?

阴道炎不全是性病,它是一类妇科炎症性疾病,有很多病原体都可以引起阴道炎。不同病原体引起的阴道炎性质不一样。

细菌性阴道炎或霉菌性阴道炎都不是性病,主要是阴道内的菌群失调引起的炎症性疾病。

但是滴虫性阴道炎,以及淋病奈瑟菌和沙眼衣原体引起的阴道炎都属于性传播疾病,也就是我们平时所说的"性病",主要是由同房引起,需要您和伴侣来医院共同进行规范治疗。

Q: 怎么预防阴道炎?

说起预防阴道炎,很多女性都非常关注这个问题,因为阴道炎是女性妇科最常见疾病。任何影响阴道微生态平衡的原因都有可能导致阴道炎的发生。

阴道微生态就像是我们身体的保护伞,一旦保护伞被破坏,本来在机体内的假丝酵母菌、细菌等微生物就开始过度生长,我们的身体就会发出警告,出现外阴红肿、外阴瘙痒和分泌物异味等表现。

要想阻止这些微生物过度生长,我们就要将阴道微生态这把身体的保护伞守护好。比如保持良好的卫生习惯,勤换内裤,内裤太阳下晾晒,注意个人及性伴侣的卫生;同时注意不要同房次数过多,不要在经期同房;作息规律,经常锻炼身体,提高身体的免疫力也很重要。

Q: 阴道炎患者能怀孕吗?

阴道炎一般不会影响怀孕。

虽然阴道炎不会影响怀孕，但是如果没有及时治疗，在怀孕期间，也会给您造成很多麻烦，比如很多治疗阴道炎的药物在怀孕期间无法使用，会影响治疗的效果。如果阴道炎反复发作，有些病原体，如阴道加德纳菌、梭形杆菌、人型支原体、厌氧菌等就会从宫颈管向上行走，引起宫内感染。假丝酵母菌可能会引起阴道及外阴奇痒难忍，严重者可能会流产、胎膜早破，甚至早产。

建议阴道炎治愈后再怀孕。如果在阴道炎症期间发现意外怀孕，也不用过于担心，及时就医，规范治疗，阴道炎就能得到有效的诊治。

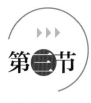

第二节

盆腔炎

Q: 经常小肚子疼、腰酸不适是怎么回事？

如果经常出现下腹部疼痛、腰酸不适这类症状，要警惕妇科疾病，比如盆腔炎性疾病、子宫肌瘤及子宫腺肌病等。

盆腔炎性疾病经常发生于性生活频繁的妇女，性卫生不良、反复阴道炎及宫腔手术等操作也会引起急慢性盆腔炎的反复发作，出现下腹痛、阴道分泌物增多、发热，甚至出现恶心、呕吐等消化系统症状，尿频、尿急等泌尿系统症状。出现以上表现时需要及时到医院就诊，进行常规的妇科检查、血常规检查、阴道分泌物检查、妇科超声等检查，明确诊断后需要抗生素规范周期治疗。

子宫肌瘤及子宫腺肌病也会引起下腹部不适、白带增多、痛经、经量增多等表现，需要进行妇科超声明确诊断，如果有手术指征，需要进一步手术切除病灶。另外，外伤及消化系统疾病等也可能出现以上症状，建议患者同时到内科、外科就诊，进行详细的检查。

Q: 盆腔炎能根治吗？

盆腔炎是可以根治的。盆腔炎是女性上生殖道感染引起的一组疾病，包括子宫内膜炎、输卵管炎、输卵管卵巢脓肿和盆腔腹膜炎。及时、规范、足量、足疗程抗菌药物治疗可使 90% 以上的患者得到治愈。在急性炎症期，盆腔的脏器、黏膜可出现水肿，有效治疗后，炎症及水肿均可消散。

若治疗不及时、不正规，或由于自身原因治疗中断，急性盆腔炎未完全治愈的情况下会转变成慢性盆腔炎，慢性盆腔炎反复发作率高，治愈率大大降低。

Q: 盆腔炎会导致不孕吗？

盆腔炎可能会导致不孕。盆腔炎是一种常见的妇科疾病，发病率高，临床表现不明显，容易被忽视，导致病情延误。急性盆腔炎可发展为慢性盆腔炎。慢性盆腔炎病情常较顽固，以输卵管炎多见，炎症会导致输卵管峡部和伞端发生粘连或闭锁，影响输卵管的通畅度及活动度，从而使女性难以受孕。

不孕症的发病概率与盆腔炎的病程呈正比，盆腔炎病程越长，不孕症发病概率越高。研究结果显示，患者盆腔炎病程低于 1 年，发生不孕症的概率为 28.57%；患者盆腔炎病程 1 年到 3 年，不孕症发病率增加至 34.78%；患者盆腔炎病程 3 年至 5 年，不孕症发病率为 43.90%；患者盆腔炎病程超过 5 年，不孕症发病率达到 75%。

Q: 盆腔炎该怎么治疗？

盆腔炎的治疗以应用抗菌药物为主，正确、规范使用抗菌药物可使 90% 以上的盆腔炎患者得到治愈。除抗菌药物治疗外，也可同时辅以物理治疗及中药治疗，必要时需行手术治疗。

（1）抗菌药物治疗：根据经验选择广谱抗菌药物覆盖可能的病原体（淋病奈瑟菌、沙眼衣原体、支原体、厌氧菌和需氧菌）；主要分为静脉滴注及口服给药两种；主要采用头孢曲松、多西环素及甲硝唑等药物联合治疗；甲硝唑与头孢曲松联合治疗有效率可达 92.9%。

（2）物理治疗：主要通过微波、超短波及 TDP 治疗仪等进行治疗。该疗法可以直接作用于病灶，有效抑制炎症。有研究数据显示，同时使用甲硝唑与左氧氟沙星的微波治疗，治疗有效率达 100%。

（3）中医治疗：中药内服、中药外敷、针灸及保留灌肠等手段应用前景良好，可减少慢性盆腔痛等后遗症的发生。

（4）手术治疗：手术治疗主要用于保守治疗效果不明显的患者。与抗生素疗法相比，手术治疗可以有效实现肿块消退。目前临床上较为常见的主要包括传统开腹手术与腹腔镜手术两种。传统开腹手术的手术时间相对较短，但创伤大；腹腔镜手术创伤相对较小，疗效更佳。

Q: 如何简单判断是妇科问题还是性病？

性传播疾病（简称性病）是一系列以性接触为主要传播方式的传染性疾病。自 21 世纪以来，我国性传播疾病的种类已达 20 种以上，其中艾滋病、性病性淋巴肉芽肿、梅毒、尖锐湿疣、淋病、软下疳、生殖器疱疹及生殖道沙眼衣原体感染是要求重点防治的 8 种性传播疾病。日常生活中，可从以下几方面判断自己是否得了性病。

（1）性病症状：女性常见的性病症状表现为白带增多、有臭味，排尿疼痛等，或在生殖器附近出现疱疹、硬结、溃疡、疣状物等。有些性传播疾病初期可无明显症状。

（2）性病接触史：性病接触史指与性病患者产生性行为，多见于婚外性生活或多个性伴侣等；此外，如果与性病患者有间接接触，如共用浴巾、被褥、马桶、内衣、内裤等，也可能有感染风险。

（3）医院检查确诊：到正规医院皮肤科或妇科，行血液或分泌物检查，最终明确诊断。

▶▶▶ 第七章

子宫内膜异位症

Q: 什么是子宫内膜异位症?

子宫内膜异位症（简称内异症）就是子宫内膜不在子宫内应该在的位置，而是跑到其他部位的疾病，常可引起痛经、出血、盆腔包块及不孕等症状。异位内膜可能侵犯的部位非常广，肺、肝、直肠等都有可能出现病灶，但常见的侵犯部位还是在盆腔，尤其是卵巢。

Q: 哪些表现提示可能有子宫内膜异位症?

根据典型症状和体检可以初步诊断子宫内膜异位症。一般医生通过询问病史，结合症状和体检结果就可以基本诊断子宫内膜异位症。子宫内膜异位症常见临床表现包括疼痛、不孕，妇科检查常发现包块。

（1）疼痛。子宫内膜异位症患者表现为痛经、性交痛及慢性盆腔痛，还有部分患者表现为急腹痛。子宫内膜异位症常见的典型症状是继发性痛经，即来月经数年后出现的痛经，而且一次比一次重。一般的原发性痛经在月经来潮前或月经前两天疼痛明显，之后缓解，而子宫内膜异位症的疼痛却不会缓解而是加重。但也有些子宫内膜异位症患者没有痛经。

（2）不孕。子宫内膜异位症患者常合并不孕，很多不明原因的不孕经过深入检查发现是子宫内膜异位症引起的。

（3）盆腔包块。可以通过妇科检查来发现。

Q: 子宫内膜异位症如何确诊?

子宫内膜异位症的确诊主要通过妇科彩超检查和腹腔镜检查。

妇科彩超检查是诊断卵巢子宫内膜异位囊肿和膀胱子宫内膜异位症、直肠子宫内膜异位症的重要方法，可确定异位囊肿位置、大小和形状。推荐月经干净后经阴道或直肠进行彩超检查。

腹腔镜检查是目前临床上诊断子宫内膜异位症的最佳方法，也是诊断子宫内膜异位症的金标准。不明原因不孕或不明原因腹痛者需要做腹腔镜检查，镜下看到典型的子宫内膜异位病灶时，即可确诊。

Q: 子宫内膜异位症能治好吗？

子宫内膜异位症是很难绝对治愈的，即使手术后也有可能复发，子宫内膜异位症病灶就像野草，野火烧不尽，春风吹又生。

子宫内膜异位症是雌激素依赖性疾病，只要患者卵巢功能正常，子宫内膜异位症就容易逐渐进展。因此，子宫内膜异位症目前的治疗策略是长期管理，包括手术治疗、药物维持治疗等。药物治疗包括口服孕激素（如地诺孕素）、避孕药等。

子宫内膜异位症一定要在医生指导下尽早规范治疗，只有在医生的指导下长期管理，才可以最大限度地控制症状、改善病情。

Q: 子宫内膜异位症影响生育吗？为什么？

子宫内膜异位症容易影响生育，30%～50%的不孕症患者合并子宫内膜异位症。以常见的卵巢子宫内膜异位症——巧克力囊肿为例，囊肿本身会压迫、破坏卵巢组织，降低卵巢功能，同时还会使卵巢与周围的组织发生炎症性粘连，影响卵子发育环境和排卵过程。另外，巧克力囊肿还有可能影响临近的输卵管，造成输卵管粘连、阻塞等，进而导致不孕。

Q: 因子宫内膜异位症而不孕的患者可以通过哪些治疗方式怀孕？

子宫内膜异位症的治疗方案比较复杂，需要根据患者的病灶位置和大小、症状严重程度、年龄、有无生育需求等采取个性化的治疗方案，一般分为期待治疗、腹腔镜手术治疗及辅助生殖治疗。

治疗方式的选择主要根据女性的年龄、不孕年限、男方精液情况、输卵管病变程度及卵巢功能等各方面综合考虑。对于年轻、不孕年限短、卵巢功能正常、输卵管轻度病变的夫妻可以考虑期待治疗或手术治疗；对于高龄、不孕时间长、卵巢功能下降、输卵管病变较重的夫妻建议行辅助生殖治疗，也就是我们常说的试管。

Q: 子宫内膜异位症有可能恶变为癌吗？

子宫内膜异位症有临床观察恶变率约为1%，其主要恶变部位在卵巢，属于子宫内膜异位症相关的卵巢恶性肿瘤。

有研究显示，子宫内膜异位症患者患卵巢癌的风险比正常人群高3～4倍，恶变引起的卵巢恶性肿瘤最常见的病理类型是透明细胞癌和卵巢子宫内膜样癌，少量为低分化浆液性癌。

与原发性卵巢癌相比，子宫内膜异位症相关性卵巢癌发病年龄较年轻（平均45岁），肿瘤细胞生长缓慢、侵袭性较弱、分化程度较高、分期较早，治疗后复发率低，约40%的早期子宫内膜异位症相关性卵巢癌患者预后良好，5 年生存率高。但发现时如已是晚期，其预后通常较原发性卵巢癌更差。

Q: 青少年子宫内膜异位症患者痛经危害大吗?

10 ～ 19 岁女孩发生子宫内膜异位症称为青少年子宫内膜异位症。青少年子宫内膜异位症是青少年继发性痛经的最常见原因，特别是用传统药物治疗无效者，1/2 都是子宫内膜异位症引起的。这部分青少年也特别容易被误诊导致诊断延迟。

一方面原因是家长不重视孩子对痛经的描述。因为民间有一种说法，认为女孩子痛经是正常的，待生过孩子就好了，所以不去就医或就医后不依从治疗，不科学地把原发性痛经和继发性痛经相混淆。

另一方面是医生对痛经的青少年患者没有充分告知严密随诊和长期管理的重要性。一般，青少年子宫内膜异位症患者痛经半年甚至 10 年后才会出现具有诊断价值的其他表现，才能确诊。有报道称，青少年子宫内膜异位症平均经过 4 位以上的医生才能得到确诊。

另外，青少年子宫内膜异位症容易合并生殖道畸形，更确切地说是生殖道畸形引起的子宫内膜异位症。这种情况在临床上并不少见。一些生殖道畸形使经血不能排出或不能完全顺畅地排出，就滞留在子宫内，再倒流到盆腔引起子宫内膜异位症。有的生殖器官畸形痛经患者发病 1 年甚至更长时间才就诊，结果生殖器官被严重破坏，不得不切除子宫。所以提醒患者朋友们，痛经要及时就医，制订正确的治疗和管理方案。

▶▶▶ 第八章

生殖器官发育异常

Q: 小阴唇肥大是指什么?

一般认为小阴唇应不突出于大阴唇,当小阴唇外缘超出大阴唇时,考虑小阴唇肥大可能。临床测量小阴唇宽度(从阴唇间沟到小阴唇最宽处的垂直距离)平均 25 mm,如小阴唇宽度大于 40 ～ 50 mm 即可诊断为小阴唇肥大。根据小阴唇宽度不同,分成不同肥大程度。

原则上,如果没什么不舒服,例如走路、骑自行车、性生活摩擦,短时间内没有明显变化,不影响生活、工作,不需要进行诊断及治疗。如果没有任何不舒服,但自我观察感觉小阴唇肥大,要求手术缩小,提升外阴美观程度,可以寻求专业医疗机构帮助。

Q: 小阴唇不对称有问题吗?

通常小阴唇对称分布于阴道口两侧,较薄,边缘光滑,但临床上也会发现有一部分女性双侧小阴唇不对称,常表现为一侧正常、另一侧发育较小,或一侧正常、另一侧肥大。多数情况是女性自行发现的。

双侧小阴唇不对称通常并不会产生不适症状,不需要特殊处理。如果自我感觉影响美观,有手术诉求,可以寻求专业医疗机构帮助,在规范评估、保证安全的情况下,尽量手术矫正,但需警惕小阴唇过小,会引起较严重的不适症状。

Q: 处女膜闭锁什么时候需要处理?

处女膜闭锁表现为阴道口消失,处女膜完全封闭阴道口,月经血无法流出，无法进行插入式性生活。通常在女性初潮年龄时发现，表现为无月经血流出、腹痛、宫腔积血、经血逆流进入腹腔。此时需要及时手术，切开闭锁处女膜，保证阴道口通畅。手术切开后，需要定期检查处女膜切口没有挛缩或者愈合；一般有规律性生活后，可以保证处女膜处于开放状态。

Q: 阴道纵隔能进行性生活吗?

阴道纵隔发病概率较低，如果纵隔较小，通常无不适症状，很难自行发现，通常会在进行妇科检查时发现。如果纵隔较大可能会有性交痛或者异常出血，此时前往医院就诊，进行妇科查体可发现。如果纵隔较小，无性交痛、出血，可以不处理。如果阴道纵隔在女性分娩时影响胎头下降、阴道分娩，可以考虑阴道纵隔切除，或者剖宫产分娩。如果阴道纵隔影响性生活，也可以进行手术切开或者纵隔切除。

Q: 子宫发育畸形会影响怀孕吗?

子宫发育畸形可能会引起不孕、流产或者早产。临床上，流产女性中约有 13% 的先天性生殖道畸形患者，而在不孕和习惯性流产患者中，比例则高达 25%。

如果存在子宫因素不孕或者孕期并发症，可以通过宫腔镜切除。如果存在子宫纵隔但纵隔较小，不影响受孕、孕期安全，不需要一经发现立刻手术；若既往无不良孕产史，可先试孕，可以随访观察，根据生育需求决定是否手术及手术时间。手术方式通常为腹腔镜或超声监测下行宫腔镜子宫纵隔切除术。

Q: 单角子宫、残角子宫、双角子宫需要治疗吗？

单角子宫为单侧子宫发育成形，而对侧子宫发育不全或缺如。单纯的单角子宫无须特殊处理，但大部分单角子宫会合并残角子宫。

残角子宫的治疗取决于有无有功能的子宫内膜及有无周期性腹痛的症状，若两者均无可不处理，反之需行残角子宫切除术，同时行同侧输卵管切除。

对于有生育要求或存在不良孕产史的双角子宫患者，可行宫腹腔镜联合手术，术中切除子宫隔板。

Q: 阴蒂包皮过长需要手术切除吗？

女性阴蒂包皮过长目前临床上并没有统一诊断标准，文献报道阴蒂包皮长约为 2.5 cm，绝大多数女性阴蒂包皮长度在此范围。只有 0.1% 的女性阴蒂包皮 > 4 cm，考虑为阴蒂包皮过长。女性阴蒂包皮过长会影响阴蒂的兴奋性，若不注意卫生还可出现阴蒂炎、阴蒂包皮粘连等。患者常因阴蒂包皮起皱和肥大而就诊，站立位检查可发现阴唇前连合变宽和包皮"手风琴"样褶皱。目前没有绝对需要手术的情况，大部分是女性基于自身需求，主动寻求手术纠正，提高生活质量。

Q: 双子宫是什么原因？

双子宫是一种较为罕见的先天生殖道畸形，是苗勒氏管或副中肾管发育异常所致，表现为互相独立存在的双宫颈、双阴道，但通常形态较小，发育不良。不同个体表现差异较大，需个体化诊治，根据患者及家庭需求，以及生育计划，进行个体化治疗。通常治疗难度较大，需要综合三级甲等医院有经验的妇科医生及团队进行治疗。

Q: 双宫颈、双阴道需要手术吗?

不一定。这种情况是否手术需要根据患者及其家庭的需求，以及双阴道、双宫颈具体发育情况而定，应本着不手术或者减少手术风险的原则，用最小的创伤解决问题，提高患者生活质量。有一些双阴道一侧大致正常，另一侧较小，可以使用大致正常的一侧完成性交及受孕，不需要手术干预。

Q: 输卵管不通畅是天生的吗?

大部分输卵管是通畅的，先天输卵管不通畅的情况较少。大部分输卵管不通畅是因为后天生殖道炎症导致输卵管感染、积水、化脓，急性炎症消退后遗留的输卵管损伤，表现为不通或者通而不畅。如果影响受孕，可以通过手术矫正，或者切除后进行体外受精 – 胚胎移植。

Q: 卵巢偏小是一种畸形吗?

成年女性卵巢大小约长 4cm、宽 3 cm、厚 1cm，但个体有所差异，目前临床上没有卵巢偏小的诊断。卵巢形态学上的大小并不代表卵巢功能，而对女性比较重要的是卵巢分泌雌、孕激素及排卵的功能。当然，如果绝经，卵巢会逐渐缩小，代表卵巢功能减退甚至丧失。

通常不需要检查卵巢具体大小，而可以通过激素水平、窦卵泡数量等临床指标评价生育能力。

Q: 性生活困难，无法插入可能有什么原因？

有一部分人群是因为生殖道畸形导致性交困难，例如处女膜闭锁、筛孔状处女膜、先天性无阴道、阴道横隔等，但发生率较低，一般可以通过妇科检查明确诊断，可以通过手术纠正。还有一部分人生殖道结构正常，没有畸形，但因为雌激素降低，阴道萎缩，无分泌物润滑，所以性生活困难，此时可以使用润滑剂或者局部、全身补充雌激素，改善阴道局部状况，进而改善性生活。

Q: 没有阴道的女性如何治疗？

由于生殖系统及泌尿系统都起源于体腔上皮下肠系膜根部两侧的中胚层，因此生殖系统和泌尿系统往往同时发生畸形。30%～50%的生殖道畸形患者存在泌尿系统发育异常。如果只是要纠正无阴道的情况，治疗方法包括用模具在发育较好的外阴舟状窝顶压成形阴道，成功率可达90%，或行人工阴道成形术，代替阴道的材料可以是生物补片或者自体组织（腹膜、小肠等）。

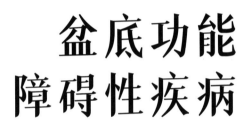

▶▶▶ 第九章

盆底功能
障碍性疾病

Q: 听到水声就想上厕所怎么办?

有比较多的女性朋友听到水流声音会有想小便的感觉,这是因为水流声和小便声听起来很相似,在心理暗示下,会将排尿和流水声联系起来,形成条件反射,产生想小便的感觉。如果听到水流声有尿意但能控制不排尿,没有尿液漏出,就可以不用过于担心;如果难以控制尿意,出现了漏尿或者因为憋不住尿必须立即去卫生间的情况,建议及时来医院找泌尿外科或者妇产科医生进一步检查。

Q: 产后不做盆底肌锻炼就会漏尿吗?

盆底肌锻炼又称凯格尔锻炼,是可以帮助产后女性朋友们增强盆底肌肉力量的有效方法,可以有效缓解漏尿现象,提高生活质量。但是有部分女性产后不做盆底肌锻炼,也没有发生尿失禁。这是因为产后漏尿和很多因素有关,比如肥胖、年龄、分娩次数、产钳助产、肛门括约肌损伤等。产后 8 周压力性尿失禁(SUI)的发生率为 25.7%,没有发生漏尿的女性,可能和其本身的盆底肌力比较强、生产顺利、体重轻等有关系,所以即使不做盆底肌锻炼,也没有出现漏尿症状。但是对于还没有发生漏尿的女性朋友们,产后进行盆底肌锻炼可以预防远期漏尿的发生,因此,我们建议所有女性在产后进行盆底肌锻炼,防患于未然。

Q: 产后漏尿能自己好吗?

产后漏尿主要表现为咳嗽、打喷嚏、跑跳时尿液不自主流出。在产后一段时间内,随着身体逐渐恢复,这种症状有可能缓解,但不是所有产后漏尿的女性都能依靠产后的自然恢复减轻症状。

产后漏尿主要和盆底的支持组织松弛有关，可以将盆底支持组织想象成"蹦蹦床"，经历了妊娠和分娩损伤的"蹦蹦床"会明显变松，承托能力减弱，导致漏尿。在产后 1 年内，"蹦蹦床"逐渐拉紧，当紧致到一定程度时漏尿症状就会消失，但并不是所有的"蹦蹦床"都会紧致到这种程度，所以需要产妇主动帮助它拉紧，加速盆底支持组织的恢复，最常见的方法就是盆底肌锻炼，也叫"凯格尔锻炼"。

Q: 漏尿是炎症吗？吃消炎药能好吗？

漏尿不是炎症，吃消炎药也不会好，因此，女性朋友们如果出现了漏尿，要及时就医评估，不要自行药物治疗。

通常情况下，压力性尿失禁是常见的漏尿类型，表现为咳嗽、打喷嚏、跑跳时尿液不自主流出。漏尿主要和盆底的支持组织松弛有关，可以将盆底的支持组织想象成"蹦蹦床"，肚子里的压力可想象成一个个蹦蹦跳跳的小朋友，当"蹦蹦床"松了以后，承托能力减弱，小朋友蹦蹦跳跳便会不稳，而膀胱和尿道便是其中的一个小朋友，膀胱和尿道不稳当的后果就是出现漏尿。

Q: 尿失禁能预防吗？

尿失禁属于可以预防的疾病。要想预防，首先要了解它的发病原因，肥胖［尤其体质指数（BMI）> 30 kg/m^2］、吸烟、咖啡因饮料的过量摄入、年龄增长、慢性咳嗽、慢性便秘、分娩次数多、产钳助产、肛门括约肌损伤等均会增加尿失禁发生的概率。

为了预防尿失禁的发生，建议女性朋友们对上述提到的危险因素都要尽量避免，及早治疗慢性病，合理控制体重，减少提重物等增加腹压的活动。另外，盆底肌锻炼（凯格尔锻炼）是尿失禁保守治疗的最佳选择，每日锻炼 15 ～ 30 分钟，坚持 3 个月以上，对尿失禁的预防和治疗都有益处。

Q: 凯格尔锻炼怎么做？

凯格尔锻炼即盆底肌锻炼，主要作用是增强女性盆底肌肉力量，加强盆底组织的支撑作用，减少盆底功能障碍性疾病的发生。

进行凯格尔锻炼前，要先找到盆底肌，可以通过模拟中断小便或大便的动作来准确找到盆底肌。收缩盆底肌的同时，尿道、阴道和肛门周围的肌肉也同时进行了收缩，但要注意避免收缩大腿、臀部及腹部肌肉。

详细的锻炼方法如下：①在 1 秒内快速收缩和放松盆底肌 1 次，连续做 5 ～ 10 次，再休息两倍的时间（10 ～ 20 秒）；②持续收缩盆底肌不少于 3 秒，放松休息相同的时间；③以上两个动作连续做 5 ～ 15 分钟，每天重复 2 ～ 3 遍，或每天做 150 ～ 200 次盆底肌的收缩和放松。

进行凯格尔锻炼最重要的是采取正确的锻炼方法和坚持锻炼。建议锻炼初期由专业医生从旁进行指导或者到医院使用生物反馈方法，以保证锻炼方法的准确，达到事半功倍的效果。另外建议终身锻炼，如果确实不能长期坚持，至少锻炼 3 个月，才能起到改善漏尿的作用。

Q: 漏尿还可以跳绳吗？

如果有漏尿，或跑步、跳绳时有阴道排气的感觉，那么需要适当减少这些动作，因为在盆底肌不够有力的情况下，跳绳可能会使腹压相对增加，从而加重盆底的损伤。但越是这样，越不能不练，建议把盆底肌锻炼融入跑步和跳绳里面，比如，可以先健走，在健走的时候收缩盆底肌，然后变成慢跑，而后变成间歇性跑步，跑步时，有意识去收缩盆底肌；然后就是跳跃，一开始可以试试在小马跳或单腿跳的同时收缩盆底肌，先从 5 ～ 10 个做起，做到可能要漏尿但没有漏尿的程度，然后休息，再重复锻炼。

注意：盆底肌锻炼的基础是一定要确保先学会正确的盆底肌锻炼方法。

Q: 尿不尽有什么办法吗？

（1）在尿意适中的时候去排尿。

（2）尿不尽和我们排尿的姿势有关，以坐在马桶上排尿为例，身体保持前倾（不要弓腰），两腿分开，可以将双手或双肘放在膝盖上，放松盆底肌和尿道，腰腹部也需要放松。

（3）当我们感觉尿排不出来的时候，可以打开水龙头，听水流声排尿，有时声音刺激可以诱发膀胱收缩，从而促进排尿。

（4）对于有残余尿的情况，我们可以坐在马桶上左右晃动骨盆几次后再次尝试身体前倾排尿；或站起来环转骨盆，就好比转呼啦圈一样，然后再次尝试身体前倾排尿；或者可以用手轻轻向内挤压膀胱的位置（通常在耻骨联合的上方）。

（5）养成良好的排尿习惯，不要等憋尿到尿急才去排尿，因为过分充盈膀胱会使膀胱收缩能力下降，但也不要频繁去上厕所，可以每 3 ～ 4 小时排空一次或每次排尿 250 ～ 400 mL。

（6）养成良好的饮水习惯，规律饮水，注意不要过分饮酒、咖啡，因为这些有可能会加速液体进入膀胱，使得膀胱加速收缩。

（7）如果是因为尿路感染造成的尿不尽感，需要及时就医。

Q: 尿失禁该怎么治疗？

尿失禁指尿液不自主漏出，它是一种常见但未得到充分治疗的疾病。其危险因素包括肥胖、产次、分娩方式、合并疾病（如哮喘、鼻炎、便秘）、高危职业（举重或蹦床运动员，搬运工人）、高龄和家族史。患者可能因为尴尬、不了解有哪些治疗方式和 / 或害怕手术而不愿意主动讨论其尿失禁和泌尿系统症状。

尿失禁治疗前要确定尿失禁类型（压力性尿失禁、急迫性尿失禁、混合性尿失禁、充盈性尿失禁）及程度，然后建议患者先完成 6 周的初始治疗，再考虑后续治疗。

初始治疗包括改变生活方式、指导压力性尿失禁和急迫性尿失禁女性正确进行盆底肌锻炼，可以利用移动应用程序（APP）、阴道哑铃训练和监督式理疗等来督促与坚持完成锻炼。对于阴道萎缩并有压力性尿失禁或急迫性尿失禁的围绝经期或绝经后女性，除外禁忌证后可以阴道局部使用雌激素。

对于生活方式改变和盆底肌锻炼治疗效果欠佳的 SUI 患者，特别是活动引发尿失禁的患者，可使用子宫托。对于渴望快速获得根治性治疗或初始治疗后症状改善不充分的患者，可以进行尿道中段悬吊术（一种微创手术方案），其成功率高于保守治疗。而急迫性尿失禁其他治疗包括药物治疗、肉毒毒素注射和 / 或骶神经调节。

混合性尿失禁常包含两种及以上尿失禁类型，可根据个体情况选择合理治疗方案。

Q: 产后腹直肌分离怎么办？

产后腹直肌分离不要害怕，可以通过运动疗法、神经肌肉电刺激、物理疗法及手术治疗等进行治疗。

轻度腹直肌分离可在呼吸训练的基础上，正常参与日常体育锻炼；中度及重度（大于 2.5 指）腹直肌分离患者可进行适当的瑜伽、普拉提等运动，避免剧烈运动。神经肌肉电刺激是治疗腹直肌分离的一线方法。另外，红外线、激光、磁疗等能促进血液循环的物理因子治疗也均可用于治疗产后腹直肌分离。如果经过 1 ～ 2 年积极康复治疗，腹壁外形松弛、持续性腰背骨盆疼痛等不适无缓解，腹直肌分离宽度仍大于 3 cm，应及时行手术治疗。

Q: 我生完孩子了，但现在老是感觉腰痛，为什么？

（1）肌肉韧带松弛：女性在怀孕期间，由于腹部膨大，导致脊柱和椎体的韧带松弛，肌肉韧带结构改变，弹性降低，对腰部提供的支持保护作用减弱，会引起疼痛。

（2）产后劳累过度：产妇在生产之后没有得到足够的休息，经常弯腰劳作，洗衣、拖地、干农活等，导致腰部肌肉损伤进一步加重，会引起腰部疼痛。

（3）产后受凉：产后因为身体气血亏虚，寒气容易乘虚而入侵袭腰部，故引起腰痛。

（4）产前就有腰痛：产妇生产之前本身患有腰椎间盘突出或者脊柱相关疾病从而引发腰痛者，生产后症状可加重。

建议有腰痛的产妇及时去医院就诊，明确腰痛的原因，对症治疗。

Q: 怎么判断是否需要产后修复？

（1）做产后复查。根据复查报告判断身体情况，比如血常规检验可提示身体有无贫血、出血、炎症；超声报告会显示子宫的大小、位置、内里情况是否恢复到孕前，有无腹直肌分离，盆底器官有无脱垂及是否存在功能紊乱；盆底电生理报告会直接显示盆底快慢肌肌力的情况等。

（2）在家观察自己有无以下情况：①腰腹部赘肉滋生，身材走样；②咳嗽、大笑或提重物时出现漏尿的现象；③有尿急、尿频或尿不尽的感觉；④性生活不满意；⑤有阴道排气的感觉；⑥有便秘、便不尽的情况；⑦观察到阴道有膨出物；⑧耻骨疼痛、臀部疼痛等。

如果产后出现了上述症状，则需要到正规的产后盆底康复中心进行评估和治疗。产后 42 天是评估盆底的最佳时机。另外，当怀疑有盆底功能障碍时，可以随时到医院或正规盆底康复中心进行盆底功能的检查。

Q: 可以在家进行哪些产后康复训练?

（1）提肛运动（也就是我们常说的凯格尔运动）：可以锻炼盆底肌，增加肌肉弹性，可以选择在坐位、卧位或站立位任意一个姿势下进行；全身保持放松，收缩并向上提拉阴道和肛门，就像小便时憋住尿一样的感觉（这个方法只适合用于找到盆底收缩的感觉，不适宜经常使用，或者可以在小便结束后尝试用阴道将小便"挤干净"，来找到盆底收缩的感觉）。

（2）双桥运动：它可以同时锻炼腰背和盆底肌群。身体平卧于床上，床面不宜过软，双腿自然屈曲90°。而后，慢慢抬高臀部，最好使腰背部、臀部、大腿成为一条斜线（即臀部到达最高点时）。在此过程中收缩肛门，并且在最高点时双腿相互挤压，使大腿和臀部同时呈收缩的状态，持续10秒左右。然后身体放于床面，放松5～10秒。整个动作重复10～15次为一组，每日做3组。

（3）半蹲：两脚分开与肩同宽，站立位与半蹲位转换练习。想象自己坐于一张椅子上（实际上没有椅子），与此同时，阴道向腹部方向收缩。

（4）散步或快走：最简单、最有效的运动方式便是散步，步行可以在任何时间、任何地点进行，不会给身体造成太大的压力和负担。

（5）游泳：游泳是一种全身性运动，它不仅能锻炼全身肌肉，达到塑形的目的，还能改善心肺功能，保持身体健康，但是国内学者一般建议在产后恶露排净后再进行这项运动。

（6）呼吸运动：传统医学认为，人体在运行过程中讲究气，可以通过调节呼吸来改变体内的气。采取仰卧的方式，双臂放在脑后，深呼吸，肚子鼓起来，然后呼气，将肚子收紧，呼气与吸气比接近2∶1，学会呼吸运动可以帮助产后身体恢复。

（7）产后瑜伽：产后瑜伽对产妇身体的恢复有着显著的作用。产后瑜伽通过瑜伽体位、呼吸法和冥想的结合，可以加强和滋养生殖器官，调节并迅速恢复子宫的位置。通过腰、腹、臀、腿、臂的姿势练习，能消除孕期堆积的脂肪，改善孕期不良姿势，恢复体态的轻盈。

无论是哪种运动，建议先咨询医生或专业的康复师，根据产后恢复的情况，包括盆底、腹直肌等的情况，在专业人士指导下正确进行锻炼。

Q: 盆腔器官脱垂如何诊断与治疗？

盆腔器官脱垂（POP）是一种常见疾病，它是指盆腔器官疝出至阴道壁或超出阴道壁。很多脱垂女性会出现日常活动、性功能和体育运动受影响的相关症状。POP对患者的身体及性生活有不利影响。

医生通常采用盆腔检查来诊断POP。

治疗一般仅适用于有症状的脱垂，治疗方式包括期待治疗、保守治疗或手术治疗。

保守治疗是所有POP女性的一线选择。虽然手术可能存在并发症和复发风险，但是脱垂通常是一种慢性且进行性加重的疾病，并给女性带来心理与生理的困扰，所以许多女性最终宁愿选择手术而非保守治疗，因为成功的手术通常会一劳永逸，省去经年累月的持续保守治疗。

保守治疗包括改变生活方式、阴道放置子宫托、盆底肌锻炼。

子宫托是硅胶材质，有不同形状和大小，主要用于支撑盆腔器官，盆腔器官脱垂的女性中大约有一半可以坚持长期（1～2年）使用子宫托。子宫托必须定期取出和清洁，很多老年人无法自行护理，需要依赖家人，因而依从性差。

盆底肌锻炼似乎可以改善 POP 的程度和相关症状，但对较重的脱垂及症状改善较少。因此建议有症状的 II 期 POP 患者接受盆底肌锻炼试治疗。

手术治疗适用于保守治疗无效或拒绝保守治疗的有症状的脱垂患者。手术方式有很多，包括经阴道及经腹部（或腹腔镜）的方法（使用或不使用补片）。

Q: 子宫脱垂能自己发现吗?

子宫脱垂是指子宫从正常位置沿着阴道下降，分为 I～IV 期。

I 期及 II 期较轻的子宫脱垂，一般情况下自己无法察觉，通常在清洗外阴时无法触摸到，当医生做妇科检查时可被发现，仅有部分女性久立或较长时间活动后出现腰酸、腹部下坠感、阴道排气等症状。II 期较重及以上者，自己可察觉到，通常阴道口有脱出肿物，或在阴道口可见子宫颈，用手可触摸到一圆形或者椭圆形硬质包块，表面光滑，如小鸡蛋样，长期下蹲或者增大腹压时比较明显。III 期及 IV 期子宫脱垂的患者，在阴道口以外即可触摸到宫颈，初始时为站立或活动后脱出，平躺或休息后消失，部分患者症状加重，平卧后无法还纳消失，宫颈甚至会因反复摩擦出现溃疡、出血及感染。

部分患者会因存在尿失禁或排尿困难及排便习惯的改变等情况就诊而被发现。

Q: 阴道口能摸到软软的东西，是子宫脱垂吗?

阴道口能摸到软软的块状物或不规则形状的组织，不一定是子宫脱垂，也有可能是阴道壁脱垂。阴道壁为黏膜且存在生理性皱襞，患者若触摸到不光滑的、有颗粒状或者突起的软软的"肉"，就可能是阴道壁。

Q: 子宫脱垂和阴道松弛是一回事吗?

子宫脱垂与阴道松弛均属于盆底功能障碍性疾病的范畴，都是由于盆底支持结构，如肌肉或韧带结构或功能受损，导致无法承托盆腔器官而出现的结构或功能的异常。临床上尚缺乏对阴道松弛及其严重程度的客观评价方法及标准，并容易将其与其他盆底功能障碍混淆。

子宫脱垂指子宫位置下移，疝出至阴道壁甚至到达阴道口外。通常患者可能会出现与脱垂结构特定相关的症状，如腹部下坠感、腰部酸痛、膨出或阴道压迫或伴有相关症状（包括排尿、排便或性功能障碍）。症状往往与体位有关，在早晨或仰卧位时往往不太明显，而在一日内随时间推移或患者于直立位活动时加重，但也有许多子宫脱垂的女性并没有症状。

阴道松弛是女性产后的常见问题，多是胎儿通过产道，扩展局部的黏膜、筋膜和肌肉组织，造成阴道壁、肛提肌及尿生殖膈相关结构的松弛所致，严重者会引起性生活质量的下降和性感受的减退。另外，松弛程度还与患者性生活的频率、方式、年龄及外伤等因素有关。阴道松弛主要表现为性生活满意度下降，常伴有轻度的压力性尿失禁、轻度的阴道脱垂、阴道内炎症的增加、阴道前庭的外形改变等问题，可明显影响女性性感受和自信心。

Q: 子宫托效果怎么样？

子宫托是一种盆腔器官脱垂的非手术治疗方法，根据形状不同，可以用于治疗尿失禁与盆腔器官脱垂，包括子宫脱垂、阴道前后壁脱垂。其可以用于长期的治疗、暂时未完成生育功能的脱垂患者的治疗，或者计划入院手术前的短期对症治疗。子宫托需要在门诊专人指导下进行试戴，选择合适的型号尺寸，遵医嘱合理取放与消毒，根据绝经状态需要，局部涂抹雌激素类制剂预处理或维持，以保证黏膜完整性，避免感染和磨损等相关并发症。

应用子宫托的优点是可以自我管理、定期复查，可以治疗盆腔器官脱垂，达到还纳阴道脱出物到阴道内的目的，文献报道 1 年以上仍有 50% 以上的患者愿意继续放置子宫托；缺点是部分患者认为子宫托护理较烦琐，需要反复试戴后选择合适子宫托，需要定时取出消毒与放置，定期随访与管理，部分患者无法完成自我管理需家属协助。

Q: 子宫脱垂能预防吗？

子宫脱垂可以预防，方法主要包括保持健康生活方式、高危因素的预防与治疗原发病等几个方面。

第一，养成规律、正确锻炼盆底肌的习惯，如进行凯格尔运动，增强盆底肌力量。

第二，治疗或改善超重和肥胖、长期慢性咳嗽、便秘等增加腹压的不良习惯和疾病。

第三，在最佳生育年龄完成妊娠、分娩，控制孕前体重和孕期体重过度增长，避免巨大儿，有适应证的限制性侧切，减少不必要的助产、确切缝合会阴裂伤，产后高危患者应遵医嘱随诊并进行早期康复干预。

第四，产后及时复查盆底肌力及功能，有高危因素患者进行盆底肌锻炼、盆底康复治疗等二级预防。

第五，定期检查盆底功能，早发现、早治疗。

Q: 子宫脱垂会脱离人体吗？

子宫正常在盆腔内，由周围韧带及筋膜组织包绕、牵拉，脱垂发生机制是子宫支持韧带及阴道周围筋膜和肌肉支撑能力下降，支撑变弱，但以上支持结构依然客观存在。

子宫脱垂只是子宫的位置从阴道顶端逐渐向阴道内脱出，甚至脱出阴道，但相应的支持韧带与周围结缔组织仍旧存在，所以子宫仍旧与盆腔相连，即使是脱出于阴道口外，仍然不会脱离开人体。

Q: 剖宫产能避免子宫脱垂吗？

子宫脱垂的病因有多种，分娩方式只是其中一个非常小的方面。剖宫产的女性同样也要承受妊娠期子宫对盆底长达十个月的压迫与损伤，以及高龄、绝经等不可避免的衰老带来的韧带松弛、肌肉萎缩。所以，剖宫产只是单纯避免了阴道分娩产程中可能对盆底肌造成的急性损伤，以及发生率较低的难产、产钳助产对盆底肌造成损伤的小概率事件，但无法避免其他脱垂的病因与高危因素。

剖宫产分娩作为难产的手术方式，是一把双刃剑，自身也有产后出血、瘢痕妊娠及剖宫产瘢痕憩室等风险。因此，仅为了避免小概率事件和风险而进行剖宫产保护盆底功能反而得不偿失。

Q: 怎么判断是否有盆底功能障碍?

盆底功能障碍是由盆底肌肉、神经、韧带及筋膜损伤所致的盆底组织功能减退的一系列症状，如盆腔脏器脱垂、尿失禁、大便失禁、性功能障碍、慢性盆腔痛等。通过自测以下几个问题可以判断是否存在盆底功能障碍。

（1）是否经常会出现盆腔坠胀的感觉?

（2）是否经常看到或感到阴道有脱出物?

（3）是否需要推压阴道或直肠周围来协助排便?

（4）是否经常有尿不尽的感觉?

（5）是否需要手托阴道的膨出部分来协助排尿?

（6）是否在行走时感到阴道摩擦感?

（7）是否在咳嗽、大笑、打喷嚏、提重物的时候会有漏尿?

（8）是否经常有尿急的情况或尿急后来不及上厕所的情况?

（9）是否经常有阴道排气的感觉?

（10）是否性生活时经常感觉不到性高潮或对性生活不满意?

若出现上述的一个或几个问题，说明可能存在不同程度的盆底功能障碍，需及时就诊。

Q: 什么时候可以做盆底肌锻炼?

盆底肌锻炼任何时候都可以进行。建议所有女性将盆底肌锻炼作为一种日常锻炼。盆底肌锻炼是一种女性从没有性生活开始，到备孕期、孕期、产后，以及一般术后病情平稳之后等各个时期都可以进行的锻炼方法。在日常生活中，随时随地都可以进行盆底肌锻炼，如刷剧时、排队时、刷牙时、做饭时等，任何时间、任何体位下都可以进行锻炼。

Q: 漏尿、脱垂可以做什么运动?

对于轻、中度的漏尿或脱垂患者，盆底肌锻炼是被推荐的一线运动方法。同时，我们建议进行适度的体育活动，如快走、游泳、骑自行车、椭圆机、瑜伽、普拉提等，建议运动中增加核心肌群，如腰、腹、背等肌群的肌力训练及核心稳定性训练，但要避免强度太大的体育活动，如跳床、蹦极等运动。

对于特别严重的漏尿和脱垂患者，则需要在专业的康复师或医生的指导下进行锻炼或采取更有效的治疗方式，如手术等。

Q: 妊娠期间能进行盆底肌锻炼吗?

妊娠期随着子宫体积和重量的逐渐增加，其对盆底产生的压力也在持续增加，同时，由于身体曲线的适应性变化，重力线的方向由向后向下逐渐变为垂直向下。盆底软组织被动拉伸、扩张。在妊娠晚期，随着子宫体积进一步增加，盆腹腔压力随之上升，盆底肌肉持续负重过度扩张，长期处于疲劳状态，这种由妊娠引起的盆腹腔动力学改变最终使盆底支持组织的力学抗阻性减退。

国内外越来越多证据表明，妊娠与分娩导致的以肛提肌损伤为主的盆底肌损伤是盆底疾病发生的独立危险因素。因此，针对妊娠期的盆底功能保护及分娩期产伤的防治可以作为盆底疾病的一级预防靶点，以防患于未然。随着人们对生活质量的要求日益提高，对妊娠分娩的盆底保护也逐渐提上日程，尤其我国计划生育"三胎"政策的颁布，使得妊娠期盆底保护尤为重要。

Q: 盆底肌力在 4 级以上，还需要进行盆底肌锻炼吗?

需要锻炼。一般认为，盆底肌力 ≤ 3 级为盆底肌力减弱，是需要积极锻炼或治疗干预的；而 > 4 级为盆底肌力正常。但盆底肌力正常不代表不会发生盆底疾病，比如盆底肌的协调性也是引起盆底疾病的一个主要因素。有一些女性，虽然盆底肌力正常，但在咳嗽、大笑等腹压增加时却无法收缩盆底肌，从而产生漏尿，这就需要在特定情况下进行盆底肌锻炼。

另外，盆底肌力不是一成不变的，如果身体状态不佳，或久坐、久卧，也会带来盆底肌力的下降，就好比一个常年健身的运动员，在制动卧床 1 周后，必然可见其肌肉量明显下降。因此，建议每一位女性将盆底肌锻炼作为终身锻炼的一种方式。

▶▶▶ 第十章

外阴肿瘤

Q: 外阴肿瘤包含哪些类型？

外阴肿瘤包括良性肿瘤和恶性肿瘤。外阴良性肿瘤主要有乳头状瘤、纤维瘤、脂肪瘤、汗腺瘤、平滑肌瘤、血管瘤等。外阴恶性肿瘤主要是外阴鳞状细胞癌和外阴黑色素瘤。

Q: 外阴良性肿瘤是什么样的？

外阴良性肿瘤主要表现为外阴局部肿块，可以有蒂，或突出于皮肤表面，或位于皮下组织内。肿块多生长缓慢，直径数毫米至数十厘米不等，边界清楚，包膜完整。肿块可因为反复摩擦而破溃、出血、感染。肿瘤较大时会引起行走不适和性生活困难。

Q: 外阴恶性肿瘤有哪些表现？

外阴恶性肿瘤多见于 60 岁以上女性，表现为外阴瘙痒、疼痛、丘疹、肿块或破溃，可发生于表皮、特殊腺体及皮下软组织。病灶位于体表时易被发现，但常由于被忽视或患者羞于就诊而延误诊治。外阴肿块、溃疡等病灶应及时进行活检以明确诊断。

Q: 外阴恶性肿瘤有哪些类型？

外阴恶性肿瘤最常见的类型是鳞状细胞癌，其次是恶性黑色素瘤；疣状癌、乳腺外 Paget's 病、基底细胞癌、前庭大腺癌和外阴肉瘤等比较少见。其中恶性黑色素瘤和外阴肉瘤恶性程度较高，鳞状细胞癌次之，基底细胞癌恶性程度最低。

Q: 外阴癌有什么表现?

外阴癌最常发生在大阴唇, 其次是小阴唇、阴道前庭及阴蒂部位。最初表现为外阴局部有乳头状或菜花样结节或肿块, 随后结节或肿块逐渐增大, 可累及肛门、直肠和膀胱等部位, 并发生坏死、破溃及感染, 同时伴有分泌物增多, 外阴瘙痒或疼痛感。

Q: 外阴癌是什么原因引起的?

外阴癌的危险因素包括高龄、HPV、吸烟、外阴慢性炎症及免疫缺陷等。其中 HPV16 型、HPV18 型等感染与外阴癌, 尤其是年轻女性的外阴癌关系密切。

Q: 外阴癌早期有什么症状?

外阴癌最常见的早期症状是顽固性外阴瘙痒, 还可见出现久治不愈的溃疡、结节或者乳头状肿物, 有时候还有外阴部皮肤颜色改变, 如发白、灰色、鲜红色, 或者是湿疹样改变。外阴病灶可生长于外阴任何部位, 大阴唇最多见, 其次为小阴唇、阴道前庭、阴蒂、会阴、尿道口、肛门周围等。

Q: 外阴癌晚期有什么症状?

外阴癌晚期常表现为外阴菜花状或溃疡状结节或质硬肿块, 肿块破溃、感染或浸润可出现疼痛、出血或恶臭分泌物。如发生腹股沟淋巴结转移, 可触及一侧或双侧淋巴结肿大、质硬、固定, 晚期外阴癌还可累及阴道、尿道、肛门、直肠、盆壁。

Q: 怎么诊断外阴肿瘤?

外阴肿瘤明确诊断需要对肿块进行活检或切除,进行病理组织学检查明确肿瘤的类型。

Q: 得了外阴肿瘤怎么治?

外阴良性肿瘤进行完整切除就可以治愈;外阴恶性肿瘤的治疗需要根据肿瘤分期和患者的身体状况决定,一般以手术治疗为主,同时可以联合放疗或化疗。

Q: 外阴黑色素瘤的主要症状和治疗方法是什么?

外阴恶性黑色素瘤是仅次于外阴癌的第二常见的外阴恶性肿瘤,多位于阴蒂或小阴唇,表现为外阴棕褐色或蓝黑色结节状或平坦病灶,可伴有瘙痒、疼痛、溃疡或出血。如果外阴出现这种变化,应尽快切除病灶进行病理检查,确诊后立即手术。该病预后差。

Q: 如何预防外阴癌?

外阴癌发病率比较低,预防的关键在于定期防癌普查,保持外阴清洁,积极治疗外阴瘙痒,如果出现外阴结节、溃疡、色素减退等异常,应尽快到医院诊治。

▶▶▶ 第十一章

宫颈癌

Q: 宫颈癌发病率如何?

宫颈癌是严重威胁女性健康的生殖道恶性肿瘤之一,据世界卫生组织国际癌症研究机构发布数据,宫颈癌居全球女性癌症发病和死亡因素的第 4 位。2020 年,全球新发宫颈癌约 60 万例,34 万例女性死于宫颈癌。其中,中国女性宫颈癌新发病例 11 万例,在所有新发恶性肿瘤中排名第 6 位;死亡人数 6 万例,在女性癌症死亡中居第 7 位。我国是宫颈癌高负担国家。

Q: 什么人容易得宫颈癌?

有以下特征的人容易发生宫颈癌:多个性伴侣,初次性生活年龄 < 16 岁,初次生产年龄较小、多产,吸烟,经济状况低下,性传播疾病,口服避孕药,与阴茎癌、前列腺癌或伴侣曾患宫颈癌的男子有性接触等。

Q: 宫颈癌能治好吗?

宫颈癌是恶性肿瘤,治疗后有复发的可能性,所以临床上一般不讲治愈,而是讲存活率。宫颈癌患者经过治疗后总的 5 年存活率为 60% ～ 70%。但早期宫颈癌治疗的效果较好,局限于宫颈的早期宫颈癌 5 年生存率大约为 85%,复发和晚期宫颈癌 5 年生存率低于 20%。因此,发现宫颈癌后需要到正规三甲医院或肿瘤医院进行正规治疗,治疗结束后也需要严密随访,一定不能大意,认为治疗结束就是完全治好了。

Q: 宫颈癌会遗传吗？

大部分宫颈癌的发病是高危型 HPV 持续感染引起的，而不是遗传性的，但只有少数感染了高危型 HPV 的人最终会发生宫颈癌，这与多种因素有关，其中遗传易感性可能发挥了一些作用。

另外，有一些少见病理类型的宫颈癌，比如胃型腺癌，其中一部分患者发病可能与遗传有关。这部分患者发生了遗传性的基因突变，导致家族性黏膜皮肤色素沉着胃肠道息肉病，又称"黑斑息肉综合征"，是一种常染色体显性遗传病，以皮肤黏膜色素沉着、胃肠道多发息肉为主要特点，患病率为 1/200 000 ～ 1/8000。患者胃肠道息肉发生癌变风险较高，其中一部分人可能发生宫颈的胃型腺癌，需要定期监测、规律随诊、及时治疗。

Q: 宫颈癌会传染吗？

宫颈癌本身不会传染，但由于大部分宫颈癌的发病是由高危型 HPV 持续感染引起的，而高危型 HPV 感染是可以传染的，所以预防宫颈癌要从源头做起，可以通过打疫苗、性生活防护、增强自身抵抗力等措施避免感染上高危型 HPV，从而预防宫颈癌的发生。

Q: 宫颈癌的早期症状是什么？

宫颈癌的早期典型症状主要是接触性出血（同房后出血），患有早期宫颈癌的女性在性生活后常常发生阴道出血情况，通常为鲜红色的出血，量可能不多，也可以是同房后擦拭外阴看到血迹。此外，还可能会有阴道分泌物增多或阴道排液等症状。但总的来说，宫颈癌早期的症状一般不太明显，需要日常多注意观察，如发现相关症状，尤其是同房后出血就应该提高警惕，及时到医院检查。

Q: **宫颈癌的晚期症状是什么？**

晚期宫颈癌可能出现各种症状，包括阴道大出血或不规则出血；白带呈水样或者血性，可以伴有恶臭的阴道分泌物；腹痛、腰痛或全身乏力、体重下降；如果有相应部位的转移，可以出现咳嗽、咯血、骨痛等表现；如果宫颈癌侵犯到膀胱和直肠，也可能出现膀胱或直肠阴道瘘的情况，表现为阴道内排尿或者排便等。

Q: **宫颈腺囊肿是什么？会引起宫颈癌吗？**

宫颈腺囊肿俗称"宫颈纳囊"，是宫颈慢性炎症的表现形式之一，发生的原因是宫颈慢性炎症阻塞宫颈腺管开口，引起宫颈腺体分泌物潴留，一般表现为宫颈表面单发或者多发的小囊肿。宫颈腺囊肿本身不会引起宫颈癌，但宫颈癌前病变或者宫颈癌有可能与宫颈腺囊肿同时存在。所以发现宫颈腺囊肿首先要进行TCT和HPV检查，除外宫颈癌前病变甚至宫颈癌等情况。另外，少数罕见类型的宫颈恶性肿瘤可能会表现为宫颈腺囊肿，需要医生进行更进一步的检查以明确诊断。

Q: **宫颈糜烂是什么？会引起宫颈癌吗？**

"宫颈糜烂"是一个临床现象的描述，并不是一种独立的疾病。如果医生检查宫颈时发现宫颈表面不光滑，呈红润颗粒状改变，就可能描述为"宫颈糜烂"。

宫颈表面的这种"糜烂样改变"可能由不同的原因引起，包括生理性改变、炎症或宫颈癌前病变、宫颈癌，其中最常见的是生理性改变，称为"柱状上皮外移"，在青春期、口服避孕药、妊娠等雌激素增加的情况下更常见，通常不需要特殊处理；阴道炎或宫颈炎也有可能表现为宫颈的糜烂样改变，有效治疗炎症后宫颈糜烂样改变会好转或消失；有些宫颈癌前病变或宫颈癌在早期可表现为宫颈"糜烂样"病灶，需要宫颈活检才能证实。

综上所述，"宫颈糜烂"本身并不会直接引起宫颈癌，但需要对这种糜烂样改变的原因进行鉴别，因此，发现宫颈糜烂需进行 TCT 和 HPV 检查，了解有无宫颈癌前病变或宫颈癌可能性，结合上述检查结果，必要时做阴道镜下宫颈活检。

Q: 宫颈息肉是什么？会引起宫颈癌吗？

大多数宫颈息肉是良性的，是慢性宫颈炎的一种表现形式，少数宫颈息肉有恶变的可能性，所以如果妇科检查提示有宫颈息肉存在，为明确病变性质，建议进行宫颈息肉摘除。摘除的息肉要常规送病理检查，如果病理检查是良性的，就不需要进行进一步的治疗，定期体检即可；如果病理检查提示恶性，要根据病理类型及临床分期决定进一步的治疗。

Q: 慢性宫颈炎是什么？会引起宫颈癌吗？

宫颈炎是宫颈管黏膜的炎症，分为急性宫颈炎和慢性宫颈炎，慢性宫颈炎不是导致宫颈癌的直接原因，但慢性宫颈炎长期存在有可能会增加宫颈癌发生风险。

宫颈管黏膜在慢性炎症的长期刺激下会发生宫颈腺上皮及间质的增生，以及鳞状上皮化生，而宫颈癌的发生与鳞状上皮化生密切相关，化生的鳞状上皮部大多为未成熟的鳞状细胞，代谢活跃，有可能发生细胞的异常增生及分化不良；同时，慢性宫颈炎使宫颈上皮细胞抵御能力下降，更容易感染 HPV，而高危型 HPV 持续感染是宫颈癌发病的根本原因，高危型 HPV 感染进入宫颈上皮细胞后会加速细胞的异常增生，使宫颈细胞发生癌变。因此，慢性宫颈炎有可能增加宫颈癌的发病风险，需要积极预防、谨慎对待，定期进行宫颈癌筛查。

Q: 什么是宫颈鳞癌、宫颈腺癌？区别是什么？

宫颈鳞癌和宫颈腺癌分别指宫颈癌的不同病理类型，由病理医生进行最终诊断，从字面意思理解，宫颈鳞癌是宫颈的鳞状细胞发生了癌变，而宫颈腺癌是宫颈管腺细胞发生癌变。除了发生癌变的细胞类型不同，两者的区别还包括以下几方面。

（1）感染的高危型 HPV 型别分布不同：宫颈腺癌由高危型 HPV18 型感染引起的居多，而宫颈鳞癌与 HPV16 型感染关系更加密切，但并不是绝对的，各种高危型 HPV 感染都有可能引起宫颈鳞癌和宫颈腺癌。

（2）临床表现不同：宫颈鳞癌常常表现为宫颈局部外突的肿瘤，妇科检查容易发现；宫颈腺癌很大一部分在宫颈表面看不到肿瘤，肿瘤可能会长在宫颈管内，表现为桶状宫颈，在病变早期做妇科检查不容易被发现。

（3）对治疗的反应及预后不同：宫颈鳞癌和宫颈腺癌的治疗原则是一致的，但鳞癌对放疗的敏感度比腺癌要高，同期别宫颈鳞癌预后通常优于宫颈腺癌。

Q: 什么是宫颈鳞状上皮内病变？怎么分级的？

宫颈鳞状上皮内病变又称宫颈上皮内瘤变（CIN）指的是子宫颈细胞因为一些原因发生异型性改变，但异形的细胞局限在宫颈上皮内，没有突破宫颈间质。宫颈鳞状上皮内病变按照异型细胞占据宫颈上皮层的程度，既往分为三级，分别是 CIN1、CIN2 和 CIN3。世界卫生组织建议对其采用二级分类法，即低级别鳞状上皮内病变（LSIL）和高级别鳞状上皮内病变（HSIL）。LSIL 相当于 CIN1，HSIL 包括 CIN3 和大部分 CIN2，CIN2 可用免疫组化染色进行分流，免疫组化指标 P16 阳性的 CIN2 归为 HSIL，免疫组化指标 P16 阴性的 CIN2 归为 LSIL。

Q: 什么是低级别鳞状上皮内病变？

低级别鳞状上皮内病变（LSIL）不是宫颈癌前病变，而是 HPV 一过性感染的表现，也就是以前所说的 CIN1，大部分可逆转为正常（60%），30% 病变持续，10% 可进展为癌前病变，约 1% 可进展为宫颈癌。因此，初始诊断为宫颈 LSIL 不用特殊处理，但需要严密随访，一旦进展为癌前病变或癌，就需要积极进行治疗。

Q: 什么是高级别鳞状上皮内病变?

高级别鳞状上皮内病变(HSIL)属于癌前病变,包括 CIN3 和免疫组化指标 P16 阳性的 CIN2,需要积极进行治疗。其需根据患者年龄、生育需求、细胞学及活体组织检查结果决定最终治疗方式,一般可以选择宫颈环形电切术(LEEP)或宫颈锥切术,经过正规治疗的患者一般预后良好,术后定期复查即可。

Q: 诊断为癌前病变了一定会得宫颈癌吗?

诊断为癌前病变,如果不进行治疗,有一定概率发展为宫颈癌,约 5% 的 CIN2 最终发展为宫颈癌,而 CIN3 发展为宫颈癌的概率大于 12%。因此,诊断为癌前病变并不是一定会得宫颈癌,但需到正规医院进行治疗,术后严密随访,才能有效避免发生宫颈癌。

Q: 宫颈癌是怎么引起的?

大部分宫颈癌发病的根本原因是高危型 HPV 的持续感染,其中 16 型、18 型 HPV 与宫颈癌的发生密切相关。大多数情况下,HPV 感染可以被人体免疫系统清除,只有少数女性因持续感染高危型 HPV,导致宫颈癌前病变并发展为宫颈癌。多种诱发因素,如免疫功能低下、过早进行性行为和多个性伴侣、吸烟、多产等可能增加 HPV 感染或持续感染概率,增加宫颈癌的发病风险。

Q: 人乳头瘤病毒与宫颈癌的关系是什么?

人乳头瘤病毒英文缩写为 HPV,其与宫颈癌的关系非常密切，HPV 是一个病毒家族的统称，分为高危型和低危型，其中高危型 HPV 的持续感染是发生宫颈癌的主要原因。

目前识别出的高危型 HPV 有 14 种，在高危型 HPV 中，16 型和 18 型的致癌能力尤其强大，因此，定期进行宫颈高危型 HPV 检查是宫颈癌筛查的一种重要方式。一般情况下，如果高危型 HPV16 型、HPV18 型阳性，需要直接进行阴道镜检查，必要时需进行宫颈活检，根据活检的结果进行处理。其他 12 种亚型高危型病毒感染，可以结合宫颈细胞学结果进行下一步处理。

Q: 人体是怎么感染 HPV 的?

HPV 比较喜欢在人体表面温暖潮湿的皮肤、黏膜部位（如生殖器、肛周、口腔、腋窝、大腿根部等）生长繁殖。HPV 感染的途径有以下 4 个。

（1）性接触传播：是 HPV 感染的主要传播途径，临床上大多数的 HPV 都是通过性生活感染的，因为性生活易造成局部黏膜的破损，让 HPV 有机可乘。尤其是过早进行性生活或有多个性伴侣的女性，感染 HPV 的概率将显著增加。

（2）直接接触传播：除了性接触传播，还有一部分 HPV 是通过皮肤、黏膜的直接接触而感染的，如皮肤直接接触了 HPV 患者使用过的坐便器、浴巾、浴盆、内衣、内裤、床单、被罩等。有部分女性从未发生过性行为，但是被查出来 HPV 感染，可能就是通过直接皮肤接触而感染的。不过，这种感染的概率是相对比较低的。

（3）母婴的产道传播：如果孕妇持续感染 HPV，可能会导致宫颈的病变，HPV 会寄生在生殖道，在经阴道分娩过程中，如果胎儿吞咽了含有 HPV 的分泌物，容易造成新生儿喉乳头状瘤，但通过这种途径传播的概率比较低。

（4）医源性感染：如医生在给 HPV 感染的患者进行查体后，污染了手部及其他部位，就可能造成 HPV 交叉感染。

总之，大部分的 HPV 感染都是通过性生活传播的，通过其他途径传播而感染的可能性较小。因此，女性为了自身的健康，应尽量避免过早性生活，不要和多个（不固定）伴侣有性接触；在性生活时全程使用避孕套，可在一定程度上减少交叉感染；适龄期女性应尽早接种 HPV 疫苗；另外，在日常生活中，养成健康良好的生活习惯，积极锻炼身体，提高自身免疫力也很重要。

Q: 感染了 HPV 一定会得宫颈癌吗？

大多数宫颈癌的发病是 HPV 感染造成的，但并不是感染了 HPV 一定会得宫颈癌，只有高危型 HPV 持续感染才是导致宫颈癌的根本原因。

首先，HPV 感染分为高危型感染和低危型感染，高危型 HPV 感染与宫颈癌发生相关，在目前所识别出的 200 多种型别 HPV 中，只有 14 种属于高危亚型，与宫颈癌的发病相关，大部分 HPV 都是低危型，没有致癌性，感染后有可能引起生殖道或皮肤的尖锐湿疣，是良性病变。

其次，即使发生了高危型 HPV 的感染，也不一定都会引起宫颈癌，只有持续性感染才有可能引起宫颈癌。HPV 感染发生之初，只是病毒进入了宫颈细胞内部，但是并没有与人体宫颈细胞的 DNA 结合，这些感染属于一过性感染，可以被我们的免疫力清除。在这个阶段，注意增强机体免疫力，大约有 90% 的一过性感染在 2 年内可以被人体免疫力所清除，这部分感染是没有机会诱发宫颈细胞癌变的。只有少部分没有被清除的 HPV，最终与人体宫颈细胞 DNA 结合，影响细胞的生长增殖，才会逐步引起宫颈癌前病变或宫颈癌，在所有高危型 HPV 感染中，大约有 1% 的女性最终发生宫颈癌。

因此，发生了 HPV 感染不需要惊慌，HPV 感染不一定会导致宫颈癌，我们需要区分高危型或低危型感染，依靠自身免疫力清除一过性感染，对持续性感染加强监测，争取在癌前病变阶段早期发现并进行治疗，这些都能有效预防宫颈癌的发生。

Q: 宫颈癌为什么会有同房后出血症状？

同房后出血是因为宫颈癌患者的宫颈上皮发生异常增生，导致宫颈上皮发生糜烂或长出异常增生病灶，通常这些病变质地糟脆，血供丰富，在同房时宫颈局部病灶受到较剧烈的刺激或撞击，就有可能发生出血；也可能是因为肿瘤侵犯到了宫颈的血管发生了出血，但已经被血痂止住了，在激烈的性生活后血痂发生脱落，重新出血。

Q: 宫颈癌患者同房后出血跟月经出血表现一样吗？

宫颈癌同房后出血跟"大姨妈"时候的出血表现不一样。同房后出血通常表现为同房后立刻出现鲜红色的出血，量可能不多，也可以是同房后擦拭外阴看到血迹，一般情况下第二天就没有了，不会伴有小肚子疼。

Q: 得了宫颈癌会引起白带增多吗?

得了宫颈癌有可能引起白带增多，因为宫颈癌患者宫颈局部病灶有可能发生出血、坏死或继发感染，这些情况都有可能表现为白带增多，可带血丝或为血性白带，可伴有腥臭味，有些患者可以表现为阴道内洗肉水样液体流出。

Q: 宫颈癌可以预防吗?

宫颈癌是目前唯一病因明确的恶性肿瘤，高危型 HPV 的持续感染是发生宫颈癌的根本原因，由于病因明确，因此宫颈癌是可以预防的癌症。

Q: 怎么预防宫颈癌?

目前宫颈癌具有明确且有效的三级预防策略，宫颈癌有可能成为第一个人类能够消除的恶性肿瘤。三级预防的具体内容如下。

一级预防：尽早接种 HPV 疫苗。接种 HPV 疫苗可以预防 70% ～ 90% 的宫颈癌，目前，在国内上市的 HPV 疫苗包括二价、四价及九价疫苗。

二级预防：定期进行宫颈癌筛查。目前宫颈癌筛查的主要方法包括宫颈细胞学检查（巴氏涂片和 TCT）和 HPV 检查。我国《子宫颈癌综合防控指南（第 2 版）》建议：25 ～ 29 岁女性每 3 年进行一次细胞学检查；30 ～ 64 岁女性每 3 年进行一次细胞学检查，或每 5 年进行一次 HPV 检查，或每 5 年进行一次 HPV 和细胞学联合筛查；65 岁及以上女性若过去 10 年筛查结果阴性且没有宫颈鳞状上皮内病变史，则可终止筛查。

三级预防：及时治疗宫颈癌前病变和早期宫颈癌。通过规律筛查发现宫颈癌前病变和宫颈癌时也不要慌张，及时治疗仍有很大治愈机会。低级别宫颈鳞状上皮内病变大部分可自然消退，只需要定期观察随访。高级别宫颈鳞状上皮内病变属于癌前病变，具有癌变潜能，需要尽早进行手术治疗。对于宫颈癌，医生会根据不同临床分期选择手术、放疗、化疗、免疫治疗等手段进行个体化治疗。

Q: 打了 HPV 疫苗就能预防宫颈癌吗？

打了 HPV 疫苗不代表一定不会得宫颈癌。

宫颈癌的发生与高危型 HPV 感染有关，目前认为引起宫颈癌的高危型 HPV 有 14 种，但 HPV 疫苗预防的亚型有限。目前批准上市的 HPV 疫苗有三种，分别为二价、四价和九价疫苗，分别代表可以预防 2 种、4 种和 9 种亚型的 HPV，都达不到全部覆盖高危型 HPV 的水平。

此外，可能还有一些高危型 HPV 没有得到鉴定，当然也没有针对性的疫苗。因此，打了 HPV 疫苗还有可能感染其他的高危型 HPV，持续的高危型 HPV 感染有可能发展为宫颈癌，如果因为打了疫苗就不再做任何检查，仍有可能被宫颈癌击中。

Q: 二价、四价、九价疫苗有什么区别？选哪种好？

二价、四价、九价 HPV 疫苗的区别在于针对的 HPV 亚型不同，使用的人群不同，价格也不相同。二价 HPV 疫苗用于预防 HPV16 型和 HPV18 型感染，目前在我国 9～45 岁的女性可以接种，价格也相对较便宜；四价疫苗除了可以预防 HPV16 型和 HPV18 型感染，还可预防 2 种低危型 HPV（6 型和 11 型）的感染，目前在我国 20～45 岁的女性可以接种，价格较二价疫苗贵；九价疫苗能够预防 9 种 HPV（16 型、18 型、6 型、11 型、31 型、33 型、45 型、52 型和 58 型）感染，在我国 16～45 岁女性可以接种，是目前 HPV 疫苗发展最高的程度，也是价格最高的。

已上市的二价、四价、九价 HPV 疫苗均不能提供 100% 的保护，但都覆盖了 HPV16 型、HPV18 型这两个最常见及致癌能力最强的型别，预防 HPV16 型和 HPV18 型感染至少可预防 70% 的宫颈癌，基本可以满足女性宫颈癌的预防需求，适龄女性建议尽早接种 HPV 疫苗，因为 HPV 疫苗对未发生的感染预防效果显著，尤其在首次性行为前接种，能达到最大的保护效果。对于已有性生活的女性，疫苗仍具有保护作用，但其保护效能低于性行为前接种。一味追求高价疫苗反倒会因为在等待期间感染上病毒而错过疫苗预防的最佳机会，不科学也没有必要。

因此，适龄女性应根据自身的年龄、经济情况，尽早接种 HPV 疫苗。

Q: 打了 HPV 疫苗是不是就不用做宫颈癌筛查了？

打了 HPV 疫苗并不代表不用做宫颈癌筛查，目前已上市的三种宫颈癌疫苗均不能提供 100% 预防高危型 HPV 感染的保护作用，接种疫苗只能预防一部分高危型 HPV 的感染。因此，即使接种了宫颈癌疫苗，仍有可能因为感染其他高危型 HPV 而发生宫颈癌。所以，打了 HPV 疫苗也应定期进行宫颈癌筛查，接种 HPV 疫苗并不能取代宫颈癌筛查。

Q: 得了宫颈癌前病变打 HPV 疫苗还有用吗？

得了宫颈癌前病变打 HPV 疫苗仍然有用。宫颈癌前病变通常需要进行宫颈局部手术治疗，比如宫颈环形电切术（LEEP）或宫颈锥切术。研究表明，宫颈癌前病变患者在手术时或者手术后接种 HPV 疫苗能够显著降低癌前病变的复发风险（风险降低约 70%），并且与接种疫苗的类型无关。

Q: 什么样的人需要做宫颈癌筛查？

宫颈癌筛查是基于普通人群的"全民筛查"。根据我国宫颈癌筛查指南建议：25 ～ 29 岁女性每 3 年进行一次细胞学检查；30 ～ 64 岁女性每 3 年进行一次细胞学检查，或每 3 ～ 5 年进行一次 HPV 检查，或每 5 年进行一次 HPV 和细胞学联合筛查；65 岁及以上女性若过去 10 年筛查结果阴性且没有宫颈鳞状上皮内病变史，则可终止筛查。

Q: 宫颈癌筛查都有哪些项目？如何选择？

我国宫颈癌筛查遵循"三阶梯"筛查。第一阶梯是宫颈细胞学检查（巴氏涂片、TCT）和 HPV 检查，第二阶梯是阴道镜检查，第三阶梯是宫颈活组织病理检查。

对于普通人群，可以按照我国《子宫颈癌综合防控指南（第2版）》，先进行第一阶梯筛查，即 25 ～ 29 岁女性每 3 年进行一次细胞学检查；30 ～ 64 岁女性每 3 年进行一次细胞学检查，或每 5 年进行一次 HPV 检查，或每 5 年进行一次 HPV 和细胞学联合筛查。第一阶梯筛查出现异常结果，经过医生判断，必要时进入第二阶梯筛查，即阴道镜检查；阴道镜检查如果怀疑高级别病变或宫颈癌，需要进入第三阶梯筛查，取宫颈组织送病理检查明确诊断。

Q: 是否能够在家自检发现 HPV 感染？

HPV 感染通常没有症状，日常生活中难以发现是否感染，但 HPV 可以在家自主检测，目前多家医疗机构都在进行该方面的科研工作，并且在家自行检测结果和到医院做的 HPV 检查结果匹配度很高，不影响宫颈癌的筛查效果。所以国家在探索自取样的 HPV 检查，希望能让更多人用更方便的方式参与宫颈癌筛查。不需要医生帮助，取样寄到相应医疗机构，做相应 HPV 检查也能达到宫颈癌筛查效果。

但是对于这种途径，一定要关注信息反馈，关注检测结果如何，送去标本是否合格，这些均与健康相关，不能置之不理。因此，即便在取样途径上方便，结果一定要认真对待。

Q: 什么是阴道镜检查？

阴道镜实际上是一种放大镜，医生先在组织表面涂抹醋酸和碘溶液，然后通过阴道镜观察下生殖道表面上皮和血管细微的变化，并以此来判断是否存在病变。阴道镜下活检是通过阴道镜观察，在可疑病变部位钳取少许组织，用于病理诊断，以进一步明确疾病。

Q: 什么时候需要做阴道镜检查？

阴道镜检查是宫颈癌筛查第二阶梯，通常在 TCT 和 / 或 HPV 检查出现问题时进行。TCT 提示低级别上皮病变及以上，则需要进行阴道镜检查。若 TCT 提示不典型鳞状上皮细胞，可以结合 HPV 检查，HPV 阳性患者需要进行阴道镜检查，HPV 阴性患者可以在 1 年后复查 TCT。若 HPV16 型或者 HPV18 型阳性，不管 TCT 结果如何，均应该进行阴道镜检查。如果 TCT 提示不典型腺细胞，患者需要在阴道镜检查的同时做宫腔镜检查。

Q: 阴道镜检查报告单上满意和不满意是什么意思？

阴道镜检查报告单上满意和不满意指的是有没有看到转化区，转化区是宫颈癌的好发部位，报告单上写满意就是看到了转化区，不满意就是没有看到转化区，病变往往比较深，在转化区内，需要格外警惕。

Q: 宫颈活检怎么做？疼不疼？

进行宫颈活检时需要在阴道内放置扩阴器，可能有点不舒服，扩阴器扩张阴道暴露宫颈后，在直视下或阴道镜下用专用的宫颈活检钳在宫颈可疑病变的部位夹取部分组织。由于宫颈没有感觉神经，只有内脏神经，因此夹取组织时不会太疼，但可能有轻微的不适，一般不用打麻醉。

在宫颈活检整个过程中，医务人员需要动作轻柔，被检查的女性也需要学会配合呼气，避免使用不恰当的力气收缩阴道和肛门，以减轻不适感。

Q: 宫颈管搔刮术是什么？什么时候需要做？

宫颈管搔刮术（ECC）指的是医生用刮匙搔刮宫颈管内的细胞，并且送病理检查，目的是观察宫颈管内的细胞有没有发生病变。阴道镜检查如提示三型转化区，常要进行 ECC，因为这个时候宫颈的转化区无法暴露，也就是说宫颈癌好发区域无法暴露，仅行宫颈活检可能会漏诊，就需要进行 ECC。

宫颈管搔刮还用于刮宫时候的分段诊刮，分段诊刮首先进行宫颈管搔刮，其次进行宫腔内的搔刮。

Q: 子宫切除术后是不是就不用做宫颈癌筛查了？

子宫切除术后不是所有人都不用做宫颈癌筛查了，要按照切除方式和切除原因进行个体化处理。

行子宫次全切除术的患者，宫颈会被保留下来，残留的宫颈仍然有发生高危型 HPV 持续感染导致宫颈癌的风险，因此需要定期进行宫颈癌筛查；行子宫全切术的患者，术后已无宫颈，需要根据切除原因决定是否继续筛查，如果是因为宫颈高级别病变或宫颈癌切除子宫，还需要定期筛查至术后 25 年，如果因为子宫肌瘤等良性疾病行子宫切除术，没有宫颈高级别病变或宫颈癌，术后可以不用继续筛查。

Q: 什么是 TCT？什么是 HPV 检查？

TCT 就是宫颈液基细胞学检查。HPV 检查就是人乳头瘤病毒检查。做这两项检查时需要患者上妇科检查床，按照妇科检查流程暴露宫颈，应用专用的刷头在宫颈管内取样。TCT 和 HPV 检查一般是 3～7 天能拿结果，具体时间根据所处地区、医院级别、医院化验室检查流程不同而有所不同，北京大学人民医院 TCT 和 HPV 检查均是 7 个工作日出结果，可在官方 APP 上查询结果。

Q: 做 TCT 和 HPV 检查有什么注意事项？

做 TCT 和 HPV 检查前 24 小时不要有性生活，24～48 小时不要有阴道冲洗或阴道用药治疗；如果有严重的阴道炎，需要先用药治愈后再进行 TCT 和 HPV 检查，因为严重阴道炎时所取标本中存在大量的细菌和白细胞，会干扰 HPV 检查和 TCT 的结果；最好是在月经干净后检查，不可以在月经期间检查；如果需要在同一天内进行经阴道超声检查，应先进行 TCT 和 HPV 检查，再进行经阴道超声检查，因为经阴道超声时采用的润滑剂可能影响 TCT 和 HPV 检查取样满意度，进而影响检查结果。

做 HPV 检查和 TCT 时，患者可能会稍有不适感，但无明显疼痛，要保持放松，配合医务人员检查，以便更好地完成检查，减少不适。

Q: HPV 检查报告单怎么看？

HPV 检查报告单根据是否分型有两种形式。①一种是不分型的检查，报告单上会出现高危型 HPV 载量的数值，并出现阴性或阳性的结果，如果阳性表明有高危型 HPV 感染，需要结合 TCT 结果决定下一步处理方法，或进一步做 HPV 分型检查，指导下一步处理。②另一种是 HPV 分型检查，这是目前比较常见的检查方式，检查范围一般包括 14 种高危型 HPV（16 型、18 型、31 型、33 型、35 型、39 型、45 型、51 型、52 型、56 型、58 型、59 型、66 型、68 型），报告单上会标注每种型别检测阴性或者阳性，或者单独标注 HPV16 型和 18 型检测结果，其他 12 种合并标注。看到这种报告单，如果 HPV16 型或 HPV18 型阳性，即使没有 TCT 结果，也应该直接去做阴道镜；如果其他 12 种亚型阳性，可以参考 TCT 结果，如果 TCT 正常，可以 1 年后复查 TCT 和 HPV 检查，如果 TCT 结果有异常，也需要进一步做阴道镜检查。

Q: TCT 报告单怎么看？

TCT 报告单上有可能会出现下面的几种结果。

（1）未见上皮内病变细胞或恶性细胞（NILM）：宫颈细胞学检查正常，不需要特殊处理。

（2）炎症（包括轻度炎症、中度炎症、重度炎症）：可能有宫颈或阴道炎症，基本可以排除恶性病变，建议到医院进一步检查，医生会根据炎症类型制订治疗方案。

（3）霉菌感染、滴虫感染、放线菌感染（或细菌过度生长）：

阴道正常菌群失调，或有滴虫等病原微生物入侵，从而导致感染，医生可能会建议再做一个白带常规或阴道微生态的检查，根据检查结果制订治疗方案。

（4）不能明确意义的不典型鳞状细胞（ASC–US）：这个结果提示不确定这些细胞是否异常，建议查一下"高危型HPV"。如果HPV阴性且没有接触性出血症状，可以观察一年后复查TCT和HPV检查；如果HPV阳性或反复出现接触性出血症状，建议行阴道镜检查，必要时做宫颈活检。

（5）非典型鳞状细胞不排除高级别鳞状上皮内病变（ASC–H）：虽然不能明确意义，但倾向于高级别病变，建议行阴道镜检查和宫颈活检。

（6）低级别鳞状上皮内病变（LSIL）：可能有宫颈癌前病变，但大多数是HPV感染的表现，不用太紧张，建议行阴道镜检查，必要时做宫颈活检。

（7）高级别鳞状上皮内病变（HSIL）：高度可疑癌前病变，需要进一步确诊和治疗，应尽快行阴道镜检查和宫颈活检，如确定有癌前病变，可根据病变程度进行病变切除术。

（8）非典型腺细胞（AGC）：可能是宫颈腺癌癌前病变或子宫内膜病变，建议尽快进行阴道镜检查＋宫颈活检＋宫颈管搔刮术，必要时需进行宫腔镜检查，以明确诊断。上述TCT结果如有任何异常，都建议进一步行高危型HPV检查，帮助医生判断及临床决策。

（9）鳞癌或腺癌细胞：表明可以看到癌细胞，宫颈癌可能性大，需要尽快做宫颈活检确定诊断，积极进行下一步治疗，如果是腺癌细胞，还需要排除子宫内膜癌可能性。

Q: 怀孕了，但是发现宫颈癌筛查结果异常怎么办?

怀孕期间发现宫颈癌筛查结果异常，如 TCT 和 / 或 HPV 检查结果异常，处理流程与非孕期相同，但孕期行阴道镜检查禁止做宫颈管搔刮，因为这种操作有可能导致流产或早产。孕期发现宫颈癌前病变可以严密随访，产后 42 天后再进一步检查评估，决定是不是需要手术治疗。如果孕期发现宫颈癌，可以根据孕周大小、宫颈癌分期情况综合评估治疗方法。

Q: 已经绝经了，发现宫颈癌筛查结果异常怎么办?

绝经后发现宫颈癌筛查结果异常，如 TCT 和 / 或 HPV 检查结果异常，处理流程与绝经前相同。绝经后仍然需要定期做宫颈癌筛查，如果定期筛查，10 年内筛查结果均为阴性，可考虑在 65 岁后停止筛查。

Q: 如何确诊宫颈癌?

宫颈癌的确诊主要依靠取宫颈组织活检，然后进行病理检查。

Q: 得了宫颈癌需要做什么检查?

确诊了宫颈癌，还需要做以下的检查来进一步评估疾病分期，指导、制订下一步治疗方法。

（1）阴道检查：阴道检查主要观察宫颈外形和病灶的位置、形态、大小及有无溃疡等，阴道指诊可进一步了解病灶的质地、形状、波及范围等，并可注意有无接触性出血。

（2）双合诊：双合诊主要了解子宫体的位置、活动度、形状、大小和质地，以及双附件区域、宫旁结缔组织有无包块和结节状增厚。

（3）三合诊：三合诊是明确宫颈癌临床期别不可缺少的临床检查，主要了解阴道后壁有无肿瘤病灶的浸润、宫颈大小及形态、宫旁组织情况，应同时注意有无肿大的盆腔淋巴结的可能。

（4）宫颈锥形切除术：主要应用于极早期宫颈癌，肉眼或影像学没有看到明确病灶，需要做宫颈锥切术确定病变的侵犯深度，明确疾病分期。

（5）血清肿瘤标志物检查：如果确诊宫颈鳞状细胞癌，应进行鳞状细胞癌抗原检测，这是宫颈鳞癌较特异的肿瘤标志物，敏感度和特异度均较好；如为宫颈腺癌或其他类型宫颈癌，还可考虑查糖类抗原 125（CA125）、癌胚抗原（CEA）等。

（6）影像学检查：如 CT、磁共振成像（MRI）、PET-CT 等，可以帮助确定肿瘤的大小、形态等，还可以了解肿瘤是否发生转移。

Q: 感染了 HPV 怎么治疗？哪种治疗效果好？

目前 HPV 感染没有特效药物治疗，HPV 感染也不能通过手术清除，大多数 HPV 感染可以通过自身免疫力来清除，因此需要规律作息，加强锻炼，增强自身免疫力；在性生活中注意全程使用避孕套防护，避免再次感染；也可以考虑接种 HPV 疫苗预防未感染的型别；感染后在医生指导下加强监测，及早发现可能的宫颈癌前病变或早期宫颈癌，如果除外上述病变，可严密随访。

目前治疗 HPV 感染的药物大多数是通过促进宫颈局部免疫力或防护作用来发挥作用，并非特效治疗方法，如有需求可以考虑辅助治疗。

Q: 感染了 HPV 用微波治疗或聚焦超声治疗有效果吗?

目前 HPV 感染没有特效药物治疗，HPV 感染也不能通过手术清除。微波治疗和聚焦超声治疗属于物理治疗，主要通过微波热或超声聚集热量的原理，使宫颈黏膜表面发生坏死、脱落，然后长出新的组织，可以达到去除 HPV 感染所致疣体的效果，对皮肤、黏膜造成的损伤比较小，恢复也比较快速，对 HPV 感染造成的分泌物增多、瘙痒、异味、疼痛等症状也可以起到缓解的作用。但是微波治疗和聚焦超声治疗本身并没有杀死 HPV 的功效，无法根治 HPV 感染，还需定期复查，监测病情。

Q: HPV 持续阳性怎么办?

由于高危型 HPV 持续感染是宫颈癌发病的根本原因，因此，高危型 HPV 持续阳性需引起重视。一般情况下，高危型 HPV 持续感染 2 年未清除可认为持续阳性，HPV 可能已经与人体宫颈细胞 DNA 结合，并具有致癌潜能。如果发生这种情况，首先需要进一步检查除外宫颈癌前病变或者宫颈癌。如果高危型 HPV 感染持续 2 年以上，即使 TCT 结果正常，也应进行阴道镜检查，必要时做宫颈活检明确宫颈是否发生了癌前病变或者癌，如果没有发生上述病变，则定期进行 TCT 和 HPV 检查，根据这两项结果，必要时再次进行阴道镜检查。

另外，HPV 持续阳性者可以通过规律作息、均衡饮食、充足睡眠、避免熬夜、适量运动等增强自身免疫力，促进 HPV 的清除；注意性卫生及安全性生活，避免发生再次感染；适龄女性也可接种 HPV 疫苗，预防尚未感染的型别；心情焦虑的女性可以考虑应用增强宫颈局部免疫力的药物辅助治疗。

总之，HPV 持续阳性需引起重视，但并不需要过于焦虑，通过严密监测，尽早发现可能存在的宫颈癌前病变，将宫颈癌扼杀于摇篮中才是医患的共同目的。

Q: 感染了 HPV 还能打 HPV 疫苗吗？

感染了 HPV 还能打 HPV 疫苗。因为目前我国人群感染 HPV 以单一型别居多，即使是多个亚型感染，也很少完全覆盖 HPV 疫苗所保护的所有 HPV 型别。因此，感染了 HPV 再打 HPV 疫苗仍然能够预防尚未感染的 HPV 型别的感染，预防这部分高危型 HPV 所致的宫颈癌前病变和宫颈癌。

Q: HPV 阳性能怀孕吗？

目前 HPV 阳性的女性并不在少数，对于 HPV 阳性是否可以怀孕的问题，主要取决于是否存在宫颈病变及其严重程度。

对于 HPV 阳性的女性，如果是 HPV16 型或 HPV18 型阳性，需直接进行阴道镜检查，必要时做宫颈活检。如果是除 16 型和 18 型外的其他型别 HPV 阳性，需要做 TCT，如果 TCT 结果有异常，需要进行阴道镜检查，必要时做宫颈活检。

如果宫颈活检病理提示没有宫颈癌前病变或者宫颈癌，只是单纯的 HPV 感染，可以正常怀孕，HPV 感染对于胎儿的生长发育不会造成影响。如果宫颈活检病理结果提示有宫颈癌前病变或者宫颈癌，就应该先治疗宫颈病变，待病情稳定以后再尝试怀孕。所以，对于单纯性 HPV 阳性不需要过度干预，正常怀孕就可以。

Q: HPV 感染转阴后还会复发吗？

HPV 感染大多数能够通过人体自身免疫力清除，但是清除后还是存在再次感染的可能性。因此，即使 HPV 感染转阴也不能大意，依然要从源头上切断 HPV 感染的途径，积极打 HPV 疫苗，进行有保护的性生活，注意卫生，增强身体抵抗力，避免再次感染 HPV。

Q: 什么是宫颈锥切术？什么情况要做宫颈锥切术？

宫颈锥切术是治疗宫颈癌前病变的一种宫颈局部切除手术方式，在宫颈局部自外向内锥形切除，主要切除宫颈癌前病变病灶及宫颈癌好发部位（转化区）。以下情况需要做宫颈锥切术。

（1）宫颈活检病理提示原位癌，为了进一步明确病变范围、是否有浸润癌等状况。

（2）宫颈活检诊断宫颈高级别鳞状上皮内病变（HSLT）时，需要做宫颈锥切术进行治疗。

（3）宫颈细胞学检查为 HSIL，阴道镜检查阴性。

（4）阴道镜检查提示可疑浸润癌或宫颈活检考虑微小浸润

癌，需判断病变程度及浸润深度。

Q: 什么是诊断性宫颈锥切术？什么情况做？

诊断性宫颈锥切术指的是为明确诊断或明确宫颈癌浸润程度所做的宫颈锥切术。以下情况需要做诊断性宫颈锥切术。

（1）宫颈活检病理提示原位癌，为了进一步明确病变范围、是否有浸润癌等状况。

（2）宫颈细胞学检查为 HSIL，阴道镜检查阴性。

（3）阴道镜检查提示可疑浸润癌或宫颈活检考虑微小浸润癌，需判断病变程度及浸润深度。

Q: 宫颈锥切术后会影响怀孕吗？

宫颈锥切术一般不会影响怀孕，但宫颈是子宫的入口，宫颈锥切是将宫颈挖掉一块，会在宫颈口形成疤痕，同时也能使宫颈变短，有可能会对怀孕造成以下影响。

（1）影响怀孕：宫颈锥切术后创面粘连导致宫口粘连，影响精子上行，有导致不孕的风险。

（2）流产和早产风险增加：怀孕后的子宫像一个口朝下的袋子，正常情况下作为袋口的宫颈具有自我约束能力，保证袋内的物质不会掉出来。宫颈锥切术由于切掉了一块宫颈，导致宫颈的力量削弱，承受宫腔内压力的能力降低。随着胎儿增大，宫腔内容量及压力增大，宫颈可能无法承受压力的增加，袋口变短或张开，导致宫腔的内容物从宫颈口上方掉下来，就会发生流产和早产。所以孕期需要动态监测宫颈长度，必要时需要做预防性宫颈环扎术，相当于用绳绑住袋子口，增加宫颈承受压力的能力。

（3）影响分娩：宫颈锥切术后，宫颈创面愈合会形成瘢痕，导致宫颈变硬、纤维化、弹性变差，使宫颈扩张能力下降，而分娩时需要靠宫口扩张，胎儿才能娩出，所以宫颈锥切术后瘢痕形成有时也会影响自然分娩的过程。

Q: 宫颈锥切术后多久能怀孕？孕期需要注意什么？

宫颈锥切术后可以怀孕的时间取决于做宫颈锥切术的原因及宫颈锥切术后的恢复状况，通常手术 3 个月之后可以考虑怀孕。

目前，宫颈锥切术多用于治疗宫颈癌前病变，术中会切除大部分未来可能会发生宫颈癌变的组织。宫颈锥切术后需要严密观察术后出血状况、是否出现继发感染、月经是否正常、是否存在宫口粘连等；此外，也需要关注宫颈锥切术后病理结果，是否有病理升级或切缘阳性等。如果术后病理提示切缘阴性，没有病变进展，术后复查宫颈创面愈合良好，月经来潮正常，术后 3 个月复查 HPV 和 TCT 没有细胞学严重异常，就可以考虑备孕，但分娩后继续严密随访。

由于宫颈锥切术后宫颈缩短，孕期需注意监测宫颈管长度，尽早发现流产或早产征兆，必要的时候需要进行宫颈环扎术。

Q: 宫颈锥切术后有什么并发症？

宫颈锥切术术后并发症包括宫颈创面出血、继发感染、宫颈粘连、宫颈功能不全、孕期早产或流产。

Q: 宫颈锥切术后需要注意什么?

宫颈锥切术后要注意阴道出血情况,注意有无白带改变,是否有异味,也要注意腹痛、发热等症状。

如果宫颈锥切术后有阴道异常出血,尤其大于月经量的出血,需要及时到医院就诊。医生会用窥阴器撑开阴道,观察宫颈创面,如果宫颈创面有小动脉跳动样出血,可能需要再次缝合止血,如果创面弥漫性渗血,可能需要宫颈局部填纱布压迫止血。宫颈锥切术后如果有阴道分泌物增多伴异味,有可能是宫颈创面局部发生了感染,可以应用抗生素治疗。如果术后出现腹痛、发热等不适,需要到医院做妇科检查,如果检查发现子宫压痛或附件区压痛,可能是盆腔炎的表现,需要给予抗生素抗感染治疗。

Q: 得了宫颈癌怎么治疗?

宫颈癌的治疗方法需要根据患者的身体状况、年龄、生育需求及临床分期进行选择。

对于宫颈癌早期,有生育需求的患者,可以考虑保留生育功能治疗,依据不同分期可考虑进行宫颈锥切术、单纯宫颈切除术或者广泛宫颈切除术等治疗,保留子宫体和双侧输卵管、卵巢。对于无生育需求的患者,早期可以首选手术治疗;对于局部晚期或者晚期患者,可以应用根治性放化疗及免疫、靶向治疗。

Q: 已经确诊了宫颈癌晚期还能治吗?

已经确诊的晚期宫颈癌,病变常常向阴道壁、宫旁蔓延,也可以向上蔓延累及宫腔,甚至穿透子宫壁向腹腔内进行扩散,有的患者还可以通过淋巴或者血行途径向远处转移。这些患者已经失去了手术治疗的机会，但是对于大多数患者，还可采用放化疗及免疫、靶向治疗来控制晚期宫颈癌病情的发展，以减轻痛苦，延长生存期。

Q: 妊娠期间确诊了宫颈癌怎么办?

妊娠期间发现宫颈癌的情况比较少见，但并非罕见。那么妊娠期间万一发现了宫颈癌应该怎么办呢?

如果患者及家属不考虑继续妊娠，可以在终止妊娠后积极处理宫颈癌。

如果患者及家属选择继续妊娠，需要综合考虑疾病分期和妊娠的月份，进行个体化处理。①对于极早期的宫颈癌（IA1 期），可在妊娠期严密监测，确定肿瘤无进展后可以推迟到产后再治疗。②对于怀孕 20 周前诊断的 IA2 期及以上宫颈癌，建议尽快终止妊娠，进行宫颈癌手术治疗。③对于怀孕 20 ～ 30 周的宫颈癌患者，如果患者坚决要求保留胎儿，那么必要时可在患者充分知情的情况下进行化疗，在一定程度上控制肿瘤，又不至于影响胎儿的发育，当然，化疗药物的选择十分重要。④如果患者处于孕晚期，常可以采用期待疗法，在不影响预后的前提下，尽量等到胎儿成熟，再行剖宫产或同时行宫颈癌的治疗。

Q: 还没有生育，确诊了宫颈癌怎么办?

目前宫颈癌的发病年龄有年轻化趋势，许多未生育的女性被诊断为宫颈癌，这些女性在诊断后如果有生育要求，同时疾病的情况允许，可以考虑进行保留生育功能的治疗。对于有生育需求的早期（IA1～IB2 期）患者，可以考虑保留生育功能治疗，依据不同分期可考虑进行宫颈锥切术、单纯宫颈切除术或者广泛宫颈切除术等，保留子宫体和双侧输卵管、卵巢，这样术后还有怀孕的机会。

如果未生育时诊断了局部晚期或晚期宫颈癌，就失去了保留生育功能的机会，需要进行放化疗及靶向、免疫治疗。如果没有进一步生育要求，确诊宫颈癌后可按照常规流程进行下一步治疗。

Q: 宫颈癌做了根治性放疗以后还需要做手术吗?

宫颈癌根治性放疗后一般不需要做手术，但特殊情况下可以手术。

放疗以根治为目标，在治疗结束后进行复查，如果发现宫颈癌的肿瘤已经完全消退，后续不需要做手术，因为这时患者是否切除子宫对预后没有影响。如果根治性放疗后宫颈肿瘤没有完全消退，还有残留，而此时放疗剂量已经较高，增加放疗剂量会造成周围正常组织损伤，患者无法继续放疗，在迫不得已的情况下会考虑在根治性放疗后进行手术切除子宫，但临床上并不首先推荐。

Q: 宫颈癌手术做完后还需要做放化疗吗?

宫颈癌手术治疗后不是所有的人都需要做放化疗，需要结合手术后病理的危险因素决定是不是需要放化疗，一般需要综合考虑的高危因素包括淋巴结转移情况、宫旁是否有肿瘤侵犯、阴道断端是否残留肿瘤、肿瘤大小、淋巴管和血管侵犯、肿瘤侵犯宫颈深度等指标。

由于手术只能切除肉眼可见的肿瘤，有可能残留肉眼看不到的肿瘤细胞，甚至有些宫颈癌细胞可能已经进入了血液或者淋巴结，因此术后需要进行放化疗来杀死这些肿瘤细胞。这些患者在术后恢复期间一定要在饮食方面加强营养，并做好放化疗准备。

Q: 宫颈癌手术有什么并发症？如何护理？

宫颈癌手术是妇科手术中范围偏大的手术，对于早期宫颈癌的治疗，充分的手术范围往往能够解决肿瘤的治疗问题，但手术范围大，就可能会出现相应的并发症。由于宫颈癌的扩散主要是向宫颈两侧或上下蔓延，因此宫颈癌根治性手术除了要切除子宫，还需要切除宫颈旁和阴道旁部分组织，而盆腔内负责控制大小便和性生活感觉的神经就走行在这些组织中，切除宫颈旁和阴道旁组织有可能造成这些神经的损伤，进而导致以下并发症。

（1）排尿困难：宫颈癌根治术术后常规要留置1～2周尿管，拔除尿管后有一部分患者没有排尿的感觉或者排尿无力、困难，这是比较常见的并发症，如果确实尿不出来或者尿不干净，就需要再次留置尿管，等待膀胱功能的恢复。

（2）便秘：部分患者可能会出现便秘或者排便困难，术后应尽量按时排便，避免大便干燥，对症状的缓解都有好处。

（3）同房感觉的变化：宫颈癌手术由于切除了部分阴道，术后阴道缩短，对性生活可能会有一些影响，术后也不可能很快同房，后期同房与过去的感觉可能有一些不同，需要一段时间适应。

这些并发症对生活可能有一些影响，但没有很大危害。

Q: 宫颈癌术后尿管要带多久？需要注意什么？

宫颈癌术后尿管需要带 1～2 周，具体带管时间根据手术中宫旁切除的范围大小有所不同。①带尿管期间要注意保持外阴清洁，每日清洗外阴，一周更换一次尿袋；②待 1～2 周后需要在医生的监督下拔除尿管，拔尿管后应多喝水，关注排尿情况，如果有足够的饮水量，但 2～3 小时都没有排尿的感觉，一定要主动上厕所排尿，如果仍然排不出小便，需要及时告知医生，让医生判断是否发生了尿潴留，以及是否需要再次留置尿管；③如果能排出小便，但是不太通畅，比较费力，自己觉得排干净了小便，但是 B 超测残余尿量仍然比较多（一般情况下以大于 100 mL 为界），可能也需要再次插尿管，等待膀胱功能的恢复；④拔除尿管后如果排尿通畅，超声测残余尿量也不多，以后也要尽量勤排小便，避免憋尿。

Q: 宫颈癌术后发生尿潴留如何处理？

目前对于宫颈癌手术后出现尿潴留问题有一定的解决办法。

（1）及时留置尿管，保持膀胱休息状态，等待膀胱功能逐步恢复，同时可以结合中医治疗，比如穴位埋线、针刺治疗、中药等，基本可以解决很大一部分患者的尿潴留问题。

（2）自主导尿。极少数患者术后很长一段时间没有办法自主感觉到自己需要小便，此时可以考虑自主导尿的方法，医务人员教会患者自己定时导出小便，一般情况下，经过一段时间，排尿功能都可以恢复，所以患者不需要特别焦虑。

Q: 宫颈癌复发了怎么办?

由于宫颈癌是恶性肿瘤，术后有一定的复发概率，因此治疗结束后需要进行严密的随访，如果随访过程中发现了宫颈癌的复发，需要医生判断复发的部位、病灶的数量和大小，结合复发的具体情况，可以采用手术、放疗、化疗或免疫、靶向治疗。

Q: 靶向药物对宫颈癌治疗有效果吗?

目前，宫颈癌的综合治疗中包括靶向治疗，一些靶向治疗药物，比如抗血管生成药物，已经被用于晚期、复发性宫颈癌的一线治疗。在化疗基础上加入靶向治疗药物能够增加宫颈癌治疗疗效，延长患者的生存期，为宫颈癌的治疗增加了新的选择。在具体治疗中选择哪种靶向药物需要根据疾病的状态来决定，必要的时候可以参考肿瘤基因检测的结果进行选择。

Q: 中医药对宫颈癌治疗有效果吗?

宫颈癌的治疗主要依靠手术、放疗、化疗或免疫、靶向等综合治疗，但在治疗过程中或治疗结束后，也可加入中医药增强患者身体抵抗力和促进身体功能的恢复，这种整体治疗对于增强患者在治疗过程中的耐受性有帮助。

Q: 做宫颈锥切术或宫颈癌手术能治愈 HPV 感染吗？

宫颈锥切术或者宫颈癌手术的目的是切除宫颈癌前病变或者宫颈癌，治疗的是病变而不是感染，因此做了手术也不能治愈 HPV 感染。术后依然需要严密随访 HPV 感染状态，持续的高危型 HPV 感染是疾病复发的危险因素。

Q: 宫颈癌前病变暂时不治疗，一定会发展成宫颈癌吗？

宫颈癌前病变具有发展为宫颈癌的潜力，大约 5% 的宫颈鳞状上皮内病变 2 级（CIN2）最终发展为宫颈癌，而宫颈鳞状上皮内病变 3 级（CIN3）发展为宫颈癌的概率大于 12%，所以癌前病变并不是一定会发展为宫颈癌。

宫颈癌前病变进展到宫颈癌一般需要 5 ～ 10 年，在此期间有充分的时间可以进行治疗。因此，暂时不治疗宫颈癌前病变短期内不会发展为癌。

但宫颈活检诊断的癌前病变，有一部分人实际上已经发生了宫颈癌，只有进行进一步诊断及治疗才能发现。因此，仍然建议一旦诊断为癌前病变，尽快到正规医院进行治疗，并在术后严密随访，以有效避免宫颈癌发生。

Q: 宫颈癌术后复发率有多少？

不同临床分期的宫颈癌术后复发率差异很大，早期宫颈癌复发率为 10% ～ 20%，晚期或转移宫颈癌复发率较高，50% 的复发发生在治疗结束后 1 年之内，75% ～ 80% 的复发发生在治疗结束后 2 年之内，如果治疗结束后 10 年之内没有复发，复发的概率就会非常低。

Q: 宫颈癌手术后多久随访一次?

宫颈癌手术治疗结束后,最初 2 年内每 3 个月随访 1 次;第 3～5 年每 6 个月随访 1 次;之后每年随诊 1 次,需要终身随访。

Q: 宫颈癌术后随访都检查什么项目?

宫颈癌术后随访需要做妇科检查、阴道断端细胞学检查、HPV 检查、血常规、肝肾功能、肿瘤标志物检查、影像学检查(超声、胸腹盆 CT、磁共振成像或 PET–CT 检查,依据病情选择)。5 年后根据患者情况继续随诊。

Q: 宫颈癌患者饮食需要注意什么?

宫颈癌患者一定要避免食用烟熏、油炸、腌制类的食物,尤其是发霉变质的食物。因为这类食品中含有致癌的物质,会加速癌细胞生长发育,对病情不利。同时也应该禁吃油腻、辛辣等易导致出血的食品。患者需要合理的饮食调理搭配,在身体上有不舒服的时候要去医院做好身体检查。

Q: 做完宫颈癌手术,伤口愈合需要多久?

目前,宫颈癌手术可以通过开腹或腹腔镜进行,术后需要保持良好的营养,伤口打腹带,避免咳嗽等增加腹部伤口压力的动作,能够促进伤口愈合。如果伤口愈合顺利,开腹手术的腹部伤口术后 7～10 天可拆线,腹腔镜手术穿刺口 5～7 天可拆线。

术后 1 个月内避免伤口浸泡在水中（如盆浴等）；拆线后在活动或用力时腹部伤口可能还有不适的感觉，应尽量避免过度牵拉伤口；有些开腹手术伤口周围皮肤会有麻木的感觉，这也属于术后愈合的正常反应，随着时间的延长，会逐步恢复正常，不用特别担心；如果腹部伤口出现红肿、渗血、渗液、疼痛加重，一定要到医院去进一步检查，防止发生伤口愈合不良或感染等情况。

除了腹部伤口，手术的另一个"伤口"在阴道断端，一般术后 6 周左右愈合，此时需要到医生那里去复查下阴道断端愈合的情况。如果愈合良好，术后 3 个月后可以进行性生活，如果术后反复出现阴道出血、排液或分泌物异常的情况，要及时就诊。

Q: 宫颈癌手术后多久能活动?

宫颈癌手术后鼓励患者多活动，能够促进术后恢复、避免下肢静脉血栓形成。①术后当天鼓励患者在床上进行翻身、活动上下肢等活动，如果患者比较虚弱，也可在家属或陪护人员协助下进行活动；②术后 24 小时可以在家属协助下逐步在床上坐起、坐在床边、站立及下床活动，为避免术后第一次下床出现直立性低血压导致晕厥，应循序渐进进行活动；③如果能顺利下床活动，每日可逐步增加活动量。术后早期活动对手术恢复非常重要。

Q: 宫颈癌患者术后还能有性生活吗?

宫颈癌患者可以有性生活，宫颈癌根治性手术除了切除子宫和宫颈外，还需要切除一部分阴道，术后阴道断端愈合需要 6 周左右，一般术后 3 个月可以进行性生活。但由于阴道被切除了一部分剩余的阴道长度会稍短一些，有可能影响性生活满意度；同时，进行广泛性子宫切除的过程中有可能影响支配性反应的一些神经，术后性生活的感觉可能会有所变化。所以术后性生活需要伴侣适当配合及调整。

Q: 宫颈癌患者术后总感觉很累，疲乏无力怎么办？

宫颈癌手术是一个范围比较大的手术，围手术期身体多个系统和器官功能有可能会受到影响，术后可能出现贫血、低蛋白血症、饮食欠佳、术后伤口疼痛，以及睡眠欠佳。出现这些情况后患者都会感到疲乏无力，这时不用特别焦虑，术后的恢复需要时间，此时可以逐步活动，加强营养，补充蛋白质，必要时进行纠正贫血治疗；如有严重的围绝经期症状，可以考虑激素替代治疗；术后疼痛除外异常情况后可以应用止痛药物，多休息，促进术后体力恢复；另外，家人和朋友的精神支持也很重要，可以协助患者缓解心理压力，促进术后恢复。

Q: 总是止不住担心宫颈癌复发、恶化怎么办？

宫颈癌术后由于手术及辅助放疗、化疗的并发症和不良反应，患者经常会变得异常敏感和焦虑，总是止不住担心疾病的复发和恶化。

遇到上述情况，首先要客观认识宫颈癌，可以从医生那里了解病情的具体分期及是否有术后中高危因素，少去"听别人说"或"上网查"，只有客观正确地认识病情，才能做好与疾病斗争的准备；其次，要从医生那里了解术后的治疗安排和随访计划，做到心里有数，避免胡乱猜想和担心；最后，家人和朋友在生活中的照料、陪伴和心理上的支持对于患者战胜疾病是非常重要的。

▶▶▶ 第十二章

子宫肿瘤

第一节

子宫肌瘤

Q: 什么是子宫肌瘤?

子宫肌瘤是女性生殖器最常见的良性肿瘤,由子宫平滑肌细胞增生而成,其中有少量纤维结缔组织。好发于 30 ~ 50 岁的育龄期女性,20 岁以下少见。多数子宫肌瘤并无症状,多为体检查体时发现,因此大多数的子宫肌瘤定期复查即可,无须手术治疗。建议女性定期妇科检查,并进行超声等检查。

Q: 为什么会长子宫肌瘤?

子宫肌瘤的确切病因目前未明了。①子宫肌瘤好发于性激素分泌旺盛的育龄期妇女,青春期前少见,绝经后发展停止或肌瘤缩小,提示其发生可能与女性性激素相关,但雌、孕激素在子宫肌瘤发病中的作用及机制尚未完全明确;②细胞遗传学研究显示,25% ~ 50% 的子宫肌瘤存在细胞遗传学的异常;③分子生物学研究结果提示子宫肌瘤是由单克隆平滑肌细胞增殖而成,多发性子宫肌瘤是由不同克隆细胞形成。

Q: 家里人长子宫肌瘤，我患病的概率就会高吗？

如家人尤其是直系亲属患有子宫肌瘤，其患子宫肌瘤的概率可能比一般人要高一些，但不是一定的。因为细胞遗传学研究显示，25% ～ 50% 的子宫肌瘤存在细胞遗传学的异常。因此，如遇到此情况，可定期妇科检查以便及时发现。一旦发生，也不要有心理负担，多数肌瘤仅需定期复查即可。

Q: 得了子宫肌瘤会出现月经改变吗？

大多数子宫肌瘤无明显症状，定期复查即可。如果子宫肌瘤为肌壁间或黏膜下肌瘤，有可能会引起月经的改变，如经期延长、经量增多等。因此，若出现经期延长、经量增多的现象，可到医院妇科就诊，行超声等检查，明确是否发生子宫肌瘤。

Q: 子宫肌瘤影响怀孕吗？

大多数子宫肌瘤无明显症状，也不会影响怀孕，但如果肌瘤位于宫角部、黏膜下等位置，可能会影响受孕及受精卵着床。如果存在不孕或反复流产的现象，可到医院就诊，排除相关的原因。

Q: 备孕时发现子宫肌瘤，先手术还是继续备孕？

备孕期间如果发现了子宫肌瘤，应该根据肌瘤的位置、临床症状及怀孕计划决定是否手术。

如果是子宫肌瘤 0 型或者 1 型，也就是肌瘤完全凸向宫腔或大部分凸向宫腔，需要在孕前进行手术治疗，大多可通过宫腔镜切除。

如果是其他型子宫肌瘤伴有月经量增多或者尿频、便秘等压迫症状，最好先手术切除肌瘤后再怀孕。

肌瘤体积小、不影响宫腔形态且无异常症状者可以不用干预，直接备孕，如试孕半年仍不孕，可考虑手术治疗肌瘤。

Q: 子宫肌瘤必须做手术吗？

发现子宫肌瘤不要紧张，并不是所有的子宫肌瘤都需要手术治疗。肌瘤大小并不作为手术切除的指征，主要看有无临床症状，无症状的子宫肌瘤一般不需要手术。子宫肌瘤无论大小，如果出现以下症状需要手术治疗。

（1）已经绝经且没有进行激素替代治疗的情况下，子宫肌瘤较前增大，此时不能除外恶性，需要手术切除，明确诊断。

（2）子宫肌瘤引起严重的经量过多、贫血。

（3）子宫肌瘤引起严重的腹痛、性交痛等慢性盆腔痛。

（4）出现了压迫症状，比如压迫了肠道引起排便困难，压迫膀胱存在尿频症状。

（5）凸向宫腔内的子宫肌瘤，影响受孕，也需要手术切除。

所以，如果您查体超声发现了子宫肌瘤，如果没有以上手术指征，不需要手术治疗。

Q: 怀孕期间长了子宫肌瘤怎么办？

怀孕期间长了子宫肌瘤并不可怕。大部分子宫肌瘤对妊娠没有影响，仅有少数可能会导致自然流产、早产、胎位异常等，但发生率并不是很高。

由于妊娠期激素水平的变化，子宫肌瘤在怀孕期间有可能会增大或者变性，不过即使发生了肌瘤变性，经过积极保守治疗大部分都能缓解，极少数需要手术治疗。所以，妊娠合并子宫肌瘤并没有那么可怕，但是如果出现腹痛、腹胀或阴道出血等不舒服的情况，就需要及时去医院就诊。

Q: 分娩时可以剖宫产同时切除子宫肌瘤吗?

一般不建议剖宫产同时切除子宫肌瘤，所以不要为了切除子宫肌瘤进行剖宫产。如果有剖宫产指征而进行剖宫产时，原则上也不建议同时切除子宫肌瘤，因为妊娠期子宫肌瘤血供丰富，切除肌瘤可能会增加产后出血量。但是有些子宫肌瘤可以考虑剖宫产时切除，比如带蒂的子宫表面的子宫肌瘤，也就是浆膜下子宫肌瘤，或者肌瘤位于子宫切口附近影响剖宫产手术。

Q: 吃药和打针能治好子宫肌瘤吗?

子宫肌瘤有多种治疗方式，包括手术治疗、药物治疗、观察（定期复查）、子宫动脉栓塞术、高能聚焦超声等，需要根据患者情况和肌瘤情况来综合考虑治疗方式。吃药、打针并不能使肌瘤消失，主要是为了缩小肌瘤体积，或者用药物改善月经过多的症状，或者提前过渡到自然绝经，以避免手术。

临床上有一些药物既能改善症状，又能缩小肌瘤体积，包括皮下注射促性腺激素释放激素激动剂（GnRHa）和口服米非司酮等；有些药物只能改善症状，不能缩小肌瘤体积，如激素避孕药、氨甲环酸、非甾体抗炎药等。

Q: 治疗子宫肌瘤是微创手术好，还是开腹手术好？

子宫肌瘤的微创手术包括宫腔镜微创手术和腹腔镜微创手术，都是重要的子宫肌瘤切除术式。医生会通过评估子宫及肌瘤大小、肌瘤位置和数量及生育要求和恶变风险决定是否可以选择腹腔镜或宫腔镜微创手术。

腹腔镜下子宫肌瘤切除术一般用于未来有生育需求的肌壁间或浆膜下肌瘤患者，宫腔镜子宫肌瘤切除术一般用于凸向宫腔的黏膜下子宫肌瘤。腹腔镜下子宫肌瘤切除手术比开腹手术的创伤小，术后恢复快；但术中需要使用电动粉碎器对肌瘤进行粉碎，以方便取出，对于怀疑有肌瘤恶变者，肌瘤粉碎过程中可能存在播散的风险，应选择开腹手术。另外，肌瘤位置特殊或者过大也需要选择开腹手术。每个人的病情不一样，具体用哪种方式需要由医生综合判断。

Q: 子宫肌瘤切除后会复发吗？

子宫肌瘤切除后有可能会复发。子宫肌瘤好发于育龄期女性，青春期前少见，绝经后萎缩或消退，提示其发生可能与性激素相关。因此，在育龄期女性中子宫肌瘤均有可能复发，尤其是多发性子宫肌瘤患者、子宫明显增大者等。在接近绝经的女性中其复发概率相对较低。研究发现，术后 5 年和 8 年子宫的肌瘤复发率分别为 53% 和 84%，因此，子宫肌瘤切除术后仍需定期复查妇科超声。

Q: 发现子宫肌瘤，需要多久复查一次？

如果子宫肌瘤体积较小，没有任何症状，可以 3 ～ 6 个月复查一次彩超，观察子宫肌瘤的生长速度和血运情况，如果子宫肌瘤增长比较慢，通过多次复查都没有明显改变的话，可以 12 个月复查一次；如果发生月经量增多、经间期淋漓出血、白带增多、腹痛等异常表现，建议尽快就诊，可能需要进一步治疗。

Q: 我快绝经了，是不是就可以不处理子宫肌瘤了？

无症状的子宫肌瘤一般不需要治疗，特别是近绝经期的女性。如果在随访过程中出现子宫肌瘤增长快、腹痛、异常阴道出血等症状，需要根据情况考虑进一步治疗，由医生综合判断是否需要手术。对于需要手术治疗的子宫肌瘤应尽快手术；不需要手术治疗的可以考虑保守治疗，比如皮下注射 GnRHa，降低雌激素至绝经后水平，以缓解症状并抑制肌瘤生长使其萎缩；或口服米非司酮提前过渡至绝经。绝经后大多数子宫肌瘤会萎缩变小，可以不予特殊治疗，但仍需每年定期复查子宫肌瘤情况，如果绝经后子宫肌瘤增大或血供丰富应警惕恶变的可能。

Q: 以前做过子宫肌瘤切除手术，怀孕后还能顺产吗？

以前做过子宫肌瘤切除术的孕妇，分娩方式要根据子宫肌瘤及手术情况和孕期监测情况共同决定。子宫肌瘤切除术后子宫会有瘢痕，怀孕后最严重并发症为孕晚期子宫破裂，其中肌壁间肌瘤剔除术，尤其是穿透宫腔的子宫肌瘤切除术的子宫破裂风险最高。大多数情况下，专家都建议患者采用剖宫产以降低风险。

但是宫腔镜下黏膜下子宫肌瘤切除术，或者腹腔镜下浆膜下子宫肌瘤切除术后，在肌瘤剥除过程中子宫肌层完整性未受到显著破坏者，可考虑在严密监测下阴道试产。

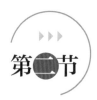

第二节

子宫内膜癌

Q: 什么是子宫内膜癌?

子宫内膜癌是女性生殖道三大常见的恶性肿瘤之一，近年来，子宫内膜癌已经成为我国女性第二好发的恶性肿瘤。它多发生在围绝经期和绝经后女性中，但是近年来，年轻患者的比例在逐年提升。

子宫内膜是子宫最里面的一层。如果把子宫比作一个房间，那么子宫内膜就是房间的墙皮。子宫内膜会随着女性体内的激素周期性增厚，然后再由于激素影响脱落，形成女性的月经。

子宫内膜癌，顾名思义，是发生在子宫内膜的一种肿瘤。子宫内膜癌是子宫内膜在增生后继而发生的癌变，它的发生与激素水平、遗传等因素均有密切关系。子宫内膜癌的病理类型有很多，其中以内膜样癌为主。大部分的子宫内膜癌病理类型为子宫内膜样癌，其他病理类型包括浆液性癌、黏液性癌、透明细胞癌等。

Q: 子宫内膜癌的早期症状有什么?

子宫内膜癌早期可以表现为以下症状。

（1）绝经后阴道出血。绝经后的阴道出血是子宫内膜癌最常见的表现之一，如果出现这种症状，建议尽快到妇科就诊。

（2）月经出血时间延长或出血量大。月经的改变可能是子宫内膜病变的信号灯，因此，女性需要关注自己的月经情况。

（3）腹痛。如果出现不明原因的下腹痛，需要警惕子宫内膜癌的发生。

（4）阴道分泌物增多。异常的排液与月经的改变类似，都有可能是子宫内膜病变的表现，因此需要引起女性的重视。

以上症状都是子宫内膜癌早期可能出现的症状，如果出现上述症状，均建议到医院就诊，医生会通过必要的检查手段（B超、肿瘤标志物检查、宫腔镜检查、诊断性刮宫等）来诊断症状发生的病因。

Q: 子宫内膜癌的晚期症状有什么?

子宫内膜癌晚期的常见症状有以下几种。

（1）异常子宫出血。晚期子宫内膜癌患者也会出现异常子宫出血的情况，如果出血时间较长，有可能合并感染，因此排出的血往往有臭味。

（2）体重下降、乏力。肿瘤对于人体而言是消耗性疾病，生长的肿瘤细胞会占据身体大部分的营养物质，因此患者往往会出现体重下降、乏力、嗜睡等表现。

（3）面色苍白。肿瘤患者可能会出现贫血，这些患者会出现面色苍白、指甲下发白等表现。

（4）肿瘤转移表现。晚期恶性肿瘤可能出现其他身体部位的转移，转移癌会引起患者出现相应部位的症状。如肿瘤转移至肺部，患者可能出现咳嗽、咯血；如转移至脑部，可能会出现头晕、剧烈呕吐、晕厥等。

以上都是子宫内膜癌晚期可能出现的症状。如果出现以上这些情况，需要及时就医，避免因为大意导致疾病进一步发展。

Q: 子宫内膜癌是怎么发生的?

子宫内膜癌的发生主要有两种可能。

一种与遗传相关。与遗传相关的最常见疾病是林奇综合征。林奇综合征阳性的患者发生结肠癌、胃癌、子宫内膜癌的风险远高于其他患者。母亲、姑、姨等女性亲属得过子宫内膜癌者需要警惕本疾病的发生。

另一种与身体内的雌激素相关。女性体内的雌激素和孕激素相互制约达到平衡，如果雌激素含量较高，或者失去孕激素的制衡，升高的雌激素会刺激子宫内膜增生。子宫内膜增生引起子宫内膜细胞的快速分裂，这就会导致细胞癌变的风险增加，从而可能引起子宫内膜癌的发生。

Q: 家里没有人得子宫内膜癌，为什么会得这个病?

家中没有人得子宫内膜癌，也有一定的患子宫内膜癌的风险。

子宫内膜癌的发病主要有两种可能，除遗传因素以外，体内激素水平变化也是诱发子宫内膜癌的高危因素。如有亲属患子宫内膜癌，那么患子宫内膜癌的风险会较高。但没有家人得子宫内膜癌，并不代表没有患子宫内膜癌的风险。

子宫内膜癌是雌激素依赖型肿瘤，除遗传因素以外，体内较高的雌激素长期刺激，如多囊卵巢综合征、分泌雌激素的卵巢肿瘤、绝经后长期口服雌激素等情况，也可能导致子宫内膜病变。

Q: 哪类人容易得子宫内膜癌？

（1）肥胖女性。肥胖会增加雌激素的生成，从而引起较高的子宫内膜癌发生风险。

（2）高血压或糖尿病女性。研究表明，此类患者较普通女性患子宫内膜癌的风险显著增加。

（3）月经第一次来潮较早及绝经延迟患者。由于子宫内膜受雌激素影响较大，所以 12 岁以前月经来潮或 55 岁还未绝经者患子宫内膜癌的风险会增高。

（4）未育女性。没有生育过的女性患子宫内膜癌风险会增加，妊娠及哺乳对子宫内膜有一定的保护作用，能在一定程度上降低子宫内膜癌的发病风险。

（5）患有内源性雌激素水平增高疾病的女性。患有多囊卵巢综合征、卵巢颗粒细胞瘤、卵泡膜细胞瘤等疾病的女性内源性雌激素水平较高，子宫内膜常暴露在较高雌激素浓度下，因此这类女性患子宫内膜癌风险增加。

（6）服用外源性雌激素的女性。如绝经后长时间服用外源性雌激素的女性，或乳腺癌术后长期服用他莫昔芬的女性，都会有较高的患子宫内膜癌的风险。

（7）有林奇综合征、子宫内膜癌家族史的患者。

Q: 有乳腺癌病史，得子宫内膜癌的风险是不是很高？

有乳腺癌病史的患者更容易得子宫内膜癌。

乳腺癌的患者在术后通常需要辅助治疗来预防肿瘤复发，常见的预防复发的治疗方案有内分泌治疗、化疗及靶向治疗。在内分泌治疗中，常常会用到他莫昔芬。他莫昔芬可以用于乳腺癌的治疗，但是他莫昔芬对子宫内膜有雌激素刺激的作用，因而可能会导致子宫内膜增生甚至癌变。大量的国内外研究证实，长时间使用他莫昔芬可能会增加子宫内膜癌发生的风险。

因此，对于有乳腺癌病史的患者，除了在乳腺外科随诊乳腺情况外，也需要定时在妇科监测子宫内膜情况，以防子宫内膜病变悄然发生。

Q: 子宫内膜癌会传染吗？

子宫内膜癌不会传染。

子宫内膜癌并不是传染性疾病。传染性疾病是由病原体，也就是我们常说的病毒、细菌等引起，在一定的条件下，这些病原体通过某些途径传播到他人身上，导致他人感染。常见的传染病有流行性感冒、流行性腮腺炎、手足口病等。

子宫内膜癌不是由病原体引起的，因此，也不会在人与人之间传染。所以，与子宫内膜癌患者接触并不会被"传染"子宫内膜癌。

Q: 子宫内膜癌可以预防吗？

子宫内膜癌可以预防。

肥胖、糖尿病、高血压被称为子宫内膜癌三联征，因为这三种疾病是引起子宫内膜癌的高危因素。因此，子宫内膜癌的预防可以从预防这三种疾病开始。健康的饮食，保持每日适量的营养摄入，避免高油、高盐食物的过多摄入；保持规律的生活作息，保证充足的睡眠时间，每周进行适量的运动，提高身体素质；避免吸烟、饮酒等不良嗜好。这些都是预防子宫内膜癌的方法。

除此之外，女性需要关注自己的月经情况，如果出现月经异常或月经期以外的阴道出血，需要及时去医院就诊。规律的体检可以监测身体的健康状况，如果体检发现子宫内膜增生等疾病，需要及时妇科就诊，以防疾病进一步进展至肿瘤。

Q: 子宫内膜癌能治愈吗？治好的概率大吗？

子宫内膜癌属于妇科恶性肿瘤，医生很难用"治愈"来形容恶性疾病的治疗效果，不管初治多么满意，在未来的五年甚至数十年内都存在复发、转移的风险，只是风险高低不同。因此，一旦确诊，患者需要终身随访，医生当然希望能够治愈癌症，但当下能做到的是尽可能长期控制疾病，尽可能延长癌症患者的生存期。

Q: 得了子宫内膜癌还能活多久？

子宫内膜癌的预后取决于多种因素，比如肿瘤的分期、分级、病理类型、大小及术后辅助治疗等，不同患者不能一概而论。

早期治疗子宫内膜癌预后较好，对于子宫内膜样癌这一病理类型来说，Ⅰ～Ⅱ期子宫内膜癌 5 年存活率可以达到

80%～90%，Ⅲ期子宫内膜癌患者约在50%；如初治已经发现出现了远处侵犯转移，5年存活率多在20%以下；一些特殊病理类型，如浆液性癌、癌肉瘤的预后则更差，无病生存期及总生存时间更短。因此术后应遵医嘱规律随访，医患配合争取更长的生存时间和更高的生活质量。

Q: 林奇综合征患者一定会得子宫内膜癌吗?

林奇综合征是一种遗传疾病，临床上也称为遗传性非息肉性结肠癌。这类患者发生结肠癌、胃癌及子宫内膜癌的风险较普通人群高很多。林奇综合征主要根据临床表现和基因检测确诊。

林奇综合征患者并不是一定会得子宫内膜癌，但是林奇综合征女性患者患子宫内膜癌的风险较其他女性更高。大约20%～30%的林奇综合征女性患者会发生子宫内膜癌。通过定期体检，可以对子宫内膜癌做到早发现，早治疗，从而减少疾病带来的影响。

因此，对于林奇综合征患者，除了定期的肠镜检查外，定期的B超及宫腔镜检查也可以对肿瘤有筛查效果。建议林奇综合征女性患者定期规律体检。

Q: 有不规则阴道出血、分泌物异常是子宫内膜癌吗?

有不规则阴道出血、分泌物异常并不一定是子宫内膜癌。

阴道不规则出血的病因有很多，子宫内膜癌只是其中一种。阴道不规则出血的症状可能出现于很多疾病，如有阴道或宫颈炎症、子宫内膜炎症、子宫肌瘤、子宫腺肌病、子宫内膜息肉、剖宫产瘢痕憩室、宫颈癌等情况均有可能出现不规则的阴道出血。如果女性体内的内分泌紊乱，也有可能导致月经情况的改变，出现阴道出血的症状。

分泌物异常也并不是子宫内膜癌独有的症状。其他疾病，如阴道炎，患者大多也会出现分泌物异常的情况。阴道内菌群紊乱或感染其他细菌、病毒等都也有可能引起阴道分泌物异常。

有这两种表现并不代表一定是子宫内膜癌，但是症状的表现往往是身体某些器官在发出警报，因此有以上不适症状也建议到医院就诊。

Q: 如何早期发现子宫内膜癌？

要想早期发现子宫内膜癌，就需要及时识别早期子宫内膜癌的表现。

早期子宫内膜癌通常表现为绝经后的阴道出血、月经出血时间延长或出血量大、腹痛或阴道分泌物增多。出现以上症状的女性需要及时去妇科就诊，通过相关检查排除疾病可能。

同时，建议有多囊卵巢综合征、肥胖、糖尿病、高血压、乳腺癌病史、肿瘤家族史的患者定期行妇科体检，规律的体检可以及时发现身体的变化，同时也是早期发现子宫内膜癌的好办法。

常见的检查主要包括妇科检查、妇科彩超及肿瘤标志物检查。通过以上检查，可以尽早发现疾病。

Q: 出现什么症状必须要警惕子宫内膜癌？

出现异常阴道出血、异常阴道排液、消瘦、腹痛等症状需要及时就诊。

异常子宫出血是子宫内膜癌最常见的报警信号，90% 的子宫内膜癌患者会有异常阴道出血（实际上是子宫出血，从阴道流出），如果月经量增多、经期延长、月经淋漓不尽、经间期出血，尤其是绝经后再次出现不规律的"月经"，一定要警惕子宫内膜癌的可能，特别是有子宫内膜癌家族史、肥胖、多囊卵巢综合征、糖尿病、高血压、高脂血症的人群，更要尽早就诊。另外，少部分人还会出现白带增多、呈水样或有臭味，以及不明原因的消瘦或下腹痛，也要及时就诊。

Q: 怀疑子宫内膜癌要做哪些检验 / 检查?

当怀疑子宫内膜癌时，医生可能会建议进行生化检查、肿瘤标志物检查（如 CA125 和 HE4）、妇科超声、盆腔磁共振成像、腹部 CT、胸部 X 线、PET-CT 及子宫内膜活检来确定、诊断和评估病情。

肿瘤标志物检查对子宫内膜癌的诊断和预后有一定的提示作用。妇科超声、盆腔磁共振成像、CT、胸部 X 线、PET-CT 可以帮助评估肿瘤的大小、对周围组织的侵犯和远处转移情况。子宫内膜活检是确诊子宫内膜癌的金标准。

Q: 哪些检查可以确诊子宫内膜癌?

子宫内膜活检是诊断子宫内膜癌的"金标准"，怀疑子宫内膜癌时可以进行子宫内膜活检来确定诊断。子宫内膜活检的方式有子宫内膜吸取活检、诊断性刮宫或宫腔镜下诊断性刮宫等，在活检组织的病理学检查报告中会详细地描述病理学类型及分化程度等特征，必要时还可以进行免疫组织化学检查。

Q: 诊断性刮宫是什么？这个检查痛苦吗？

诊断性刮宫是子宫内膜活检的一种方式，是用刮匙刮取子宫内膜和内膜病灶进行组织活检并做出病理诊断的过程。检查过程中可能会有疼痛、下腹胀、恶心等不适，疼痛主要出现在扩张宫颈和刮取内膜组织的过程中。有研究表明，大部分人认为诊断性刮宫的疼痛程度为轻微或中度，可以忍受，且诊断性刮宫的具体操作时间较短，一般 5 ～ 10 分钟即可完成，所以不需要对这项检查抱有恐惧心理。

Q: 怀疑子宫内膜癌就必须要做宫腔镜检查吗？

宫腔镜检查可作为子宫内膜活检的一种方式。正常情况下子宫前后壁贴在一起，我们不能看到子宫腔内的情况，为了能直接看到"宫腔内的病变"，可以进行宫腔镜检查，将带有光源的宫腔镜经过阴道、宫颈送入宫腔，信号连接到显示器屏幕上。这样医生就能"亲眼"看到宫腔内的情况，观察病灶的位置、大小、外观及与周围的关系，并在直视下有目的地取材。

宫腔镜检查不是必需的，怀疑子宫内膜癌时可以先进行诊断性刮宫。但宫腔镜检查更为直观，准确率更高，漏诊率也更低，有助于发现较小的或早期的病变，对于高度怀疑子宫内膜癌但诊断性刮宫未见病灶的人群，可以进行宫腔镜检查。

Q: 子宫内膜癌有哪些类型?

子宫内膜癌可以按照病理类型进行分类,也可以按照临床特征等分为雌激素依赖型(Ⅰ型)和非雌激素依赖型(Ⅱ型)。

大部分子宫内膜癌属于Ⅰ型,典型特点是合并肥胖、高脂血症、高血糖等代谢性疾病,与体内雌激素对内膜持续刺激和缺乏孕激素对内膜的保护有关,病理类型多为腺癌。Ⅱ型子宫内膜癌多见于绝经后较瘦的女性,包括子宫内膜浆液性癌、透明细胞癌等病理类型。

Q: 腺癌、腺鳞癌、浆液性癌、透明细胞癌有什么特点?

腺癌、腺鳞癌、浆液性癌、透明细胞癌是子宫内膜癌主要的病理类型,他们在显微镜下的形态不同,在恶性程度、治疗和预后上也有差异。

子宫内膜样癌大多属于Ⅰ型子宫内膜癌,是最常见的子宫内膜癌组织学类型,占总数的 75% ~ 80%。在早期发病,预后良好。腺鳞癌是腺癌的一种亚型,在预后方面与单纯腺癌类似。

浆液性癌是第二常见的病理类型,约占总数的 10%,确诊时通常已经发生了子宫外的转移,预后较差,但如果确诊时肿瘤还局限于子宫内膜,则预后较好。

透明细胞癌是一种少见的子宫内膜癌组织学类型(< 5%)。与浆液性癌相似,恶性程度高,易发生转移。

Q: 如何判断子宫内膜癌的早晚期? 具体如何分期?

子宫内膜癌最准确的分期是手术病理分期,根据手术切除标本的病理结果，对子宫、输卵管、卵巢及淋巴结等进行病理学评估后再进行分期。但在手术前或者对于暂时无法进行手术的患者，超声、磁共振成像、CT 等检查可以协助判断肿瘤的大小、位置及对周围组织和淋巴结的侵犯状况，进行临床分期。

简单来说，子宫内膜癌可以分为Ⅰ～Ⅳ期，Ⅰ期肿瘤局限于子宫体；Ⅱ期肿瘤侵犯子宫颈，但未蔓延到子宫体外；Ⅲ期肿瘤侵犯到了双侧附件、阴道、子宫旁、盆腔和腹主动脉旁淋巴结；Ⅳ期为肿瘤侵犯到了膀胱或直肠或发生了远处转移。

◉ 什么是子宫内膜癌的分子分型？有什么意义？

子宫内膜癌的发生是基因和环境共同作用的结果，分子分型是通过检测遗传信息，根据基因测序的结果将内膜癌分为不同的类型，从而预测肿瘤的恶性程度，指导诊断和治疗。同时，分子分型检测也能辅助林奇综合征的初筛。子宫内膜癌的分子分型主要有以下四种。

（1）POLE 超突变型：预后最好，这类患者如果分期为Ⅰ～Ⅱ期，术后可考虑随访，不做辅助治疗。

（2）MSI-H 型：预后中等，对免疫检查点抑制剂的治疗可能敏感。

（3）低拷贝型：预后中等，对激素治疗较敏感，年轻患者保留生育功能治疗效果较好。

（4）高拷贝型（P53 突变型）：预后最差，对化疗可能更敏感。

Q: 得了子宫内膜癌怎么办？主要有哪些治疗方法？

得了子宫内膜癌不要恐慌，目前子宫内膜癌已经形成了系统的规范化治疗体系，并且有病理分型、分子分型等多种检查手段指导治疗。

目前子宫内膜癌的治疗以手术治疗为主，根据肿瘤侵犯的程度决定手术方式和手术范围。早期的子宫内膜癌患者一般切除子宫、双附件、盆腔和腹主动脉旁淋巴结。晚期的患者可以先进行系统性治疗后再评估病情，决定是否进行手术。同时根据病情评估辅以放疗、化疗、激素治疗、免疫检查点抑制剂治疗等综合治疗。

Q: 还有生育需求，得了子宫内膜癌怎么治？

如果有强烈的生育需求，除了切除子宫还有其他的治疗选择，我们称之为保留生育功能治疗。

早期的子宫内膜癌，经过医生充分评估后，满足条件的患者可以选择保留子宫及卵巢的保留生育功能治疗。通常以大剂量孕激素为一线治疗方案，辅助以二甲双胍、促性腺激素释放激素激动剂（GnRHa）、宫内节育器（左炔诺孕酮宫内缓释节育系统）等，治疗一段时间后，定期复查宫腔镜，待内膜病理提示疾病完全缓解后尽快完成生育，之后再切除子宫或继续维持治疗。

Q: 哪些患子宫内膜癌的人可以保留子宫？

如果有强烈的保留子宫意愿，在经过医生的充分评估后，满足以下条件的人可以选择保留子宫的治疗：①年龄 ≤ 45 岁，有强烈的生育愿望；②病理组织类型为子宫内膜样癌，高分化

（G1）；③影像学检查证实肿瘤局限在子宫内膜；④雌激素受体（ER）、孕激素受体（PR）均阳性表达；⑤血清 CA125 正常；⑥无孕激素治疗禁忌证；⑦治疗前评估生育功能，无其他生育障碍因素；⑧签署知情同意书，并有较好的随访条件。

Q: 患者想保留子宫需要吃什么药？吃多久？

保留子宫的治疗以孕激素为主，常用的孕激素类药物有醋酸甲羟孕酮和醋酸甲地孕酮，一般情况下在孕激素用药后 12 周起效，多数病例在用药 3 ~ 6 个月后实现内膜病变逆转，达到完全缓解。

在规律服药 3 ~ 6 个月后需要再次进行宫腔镜检查，根据病理结果调整或维持用药方案，病理达到完全缓解后继续维持治疗 3 个月或者停药立即转生殖科就诊，完成生育后切除子宫或继续维持治疗，短时间内没有达到完全缓解者可适当延长治疗时间，之后再次评估。

Q: 治疗应用大剂量孕激素会有什么不良反应？

大剂量孕激素常见的不良反应为阴道出血、体重增加、消化道不适、过敏反应（如皮疹、肝酶升高）等。这些不良反应可能会影响患者生活质量和疗效，所以服药期间要监测体重，定期复查肝肾功能、血糖、血脂等，出现不良反应后可先对症治疗，同时制订合理的营养和减重方案有助于控制体重。

对于无法耐受大剂量高效孕激素治疗不良反应的患者，可以选择其他方式治疗，宫腔镜下电切病变组织、使用促性腺激素释放激素激动剂（GnRHa）、应用可以缓慢释放孕激素的宫内节育器等可作为替代治疗。但这些治疗方案也有不同的不良反应。GnRHa 常见的不良反应有潮热、多汗、情绪改变等更年期症状，放置宫内节育器后可能会有阴道淋漓出血，但大部分可以耐受。

Q: 没有生育需求但想保留内分泌功能，能保留卵巢吗？

对于肿瘤分期早、病理类型好的子宫内膜癌可以尝试保留卵巢，但尚无统一标准。对于 45 岁以下的无卵巢癌风险患者，如果子宫内膜癌满足如下条件，可尝试保留卵巢，具体包括肿瘤肌层浸润＜ 1/2，组织病理类型为子宫内膜样癌、高分化，淋巴脉管间隙未受累。术后也要规范进行妇科超声等检查，关注卵巢情况。

Q: 已经确诊了子宫内膜癌晚期还能治吗？

子宫内膜癌分为 Ⅰ～Ⅳ期，晚期一般指 Ⅲ、Ⅳ期，即病灶超出子宫体，如子宫浆膜层、附件、阴道、淋巴结、远处转移等。子宫内膜癌晚期需专家评估是否具有手术机会，除手术外，晚期子宫内膜癌还可以进行放疗、化疗控制病情，如病灶缩小、适合手术，还可行手术治疗。晚期子宫内膜癌术后多需辅助放疗、化疗，也可在专家指导下加用内分泌治疗、靶向治疗等。

Q: 子宫内膜癌手术具体怎么做？切除什么范围？

一般来说，①局限于子宫的病灶可进行全面分期手术，即切除全子宫＋双附件 ± 盆腔淋巴结 ± 腹主动脉旁淋巴结，也可采用前哨淋巴结技术取代全面淋巴结清扫，减少淋巴结清扫的不良反应；对于特殊病理类型的子宫内膜癌，需要切除大网膜。②如病灶超出子宫，局限于盆、腹腔，可行肿瘤细胞减灭术，切除范围大致为分期手术＋腹盆腔肿物。③更远处的转移则适合化疗后判断有无手术条件。

Q: 子宫内膜癌可以做微创手术吗？效果如何？

随着微创手术技术的发展，腹腔镜已成为子宫内膜癌根治手术的主要术式。随机对照试验已证明腹腔镜手术治疗子宫内膜癌具有与开腹手术相同的结局，有研究甚至得出腹腔镜可获得更好生存结局的结论，而且微创手术具有更短的手术时间、更少的出血量等优点，故腹腔镜为子宫内膜癌的标准手术方法。但是具体的术式仍需医生根据子宫大小、盆腹腔粘连情况、术中并发症等诸多因素综合考虑。盲目追求微创不可取，适合的术式才是最好的。

Q: 为什么有的患者要先做放疗？之后还要做手术吗？

子宫内膜癌治疗应以手术为主，放疗主要作为术后的辅助治疗。但是，对于病变超出子宫体，如向宫颈、宫旁组织等局部扩散的患者，如经评估不宜手术，可先行放疗 ± 化疗，然后再次评估有无手术条件。临床上很少以单纯放疗作为子宫内膜癌的根治手段。

Q: 子宫内膜癌术后还需要做放疗、化疗吗?

目前子宫内膜癌术后辅助治疗策略主要依据复发的病理学危险因素分层进行制订，一般中危及以上需要行辅助治疗，放疗、化疗的选择主要依据肿瘤扩散范围及病理特征，基本原则是病灶局部侵袭者可行放疗，而有远处转移证据和风险者则可行化疗。

Q: 化疗很痛苦吗? 一般需要做多少次?

子宫内膜癌目前一线化疗方案为紫杉醇＋卡铂（TC 方案），其不良反应主要有骨髓抑制、消化道毒性、过敏反应、肝肾毒性、神经毒性等。困扰患者的脱发、恶心、呕吐等明显不适表现大多可在停止化疗后自行缓解。但骨髓抑制、肝肾毒性等可能具有更严重的后果，故化疗后需定期复查血常规、肝肾功能等，出现并发症及时处理。一般化疗 6 个疗程后进行疗效观察评估，决定是否继续治疗及如何治疗。

Q: 患者化疗需要住院吗? 具体是什么流程?

目前子宫内膜癌化疗需要住院治疗。北京大学人民医院内膜癌化疗一般流程如下。入院→完善患者病史采集及体格检查→影像学及化验检查，用于评估病情及排除化疗禁忌→根据疾病进展及患者身体状态制订此程化疗方案→使患者及家属充分知情，签署化疗知情同意书→化疗→观察化疗后反应→出院。对于 TC 方案，一般需住院 3 ～ 5 天，如有预约 CT 等检查或化疗后不良反应重，则酌情延长住院时间。

Q: 化疗有什么不良反应？如何护理？

化疗常见的不良反应有骨髓毒性、恶心、呕吐、脱发、周围神经病变等。化疗药物作用于骨髓，会导致白细胞、红细胞、血小板减少，相应地产生发热、感染、贫血、出血等风险。因此化疗后应每周去门诊查化验，如出现骨髓抑制需及时处理。

恶心、呕吐是很多患者最痛苦的并发症，与化疗药物、患者生理心理特点等因素有关。呕吐可应用止吐药物进行预防和治疗，必要时可采用行为治疗、针灸治疗等方法。

脱发一般开始于化疗开始后 2～3 周，几乎所有患者的脱发均能在治疗结束后 3～6 个月再生，化疗期间佩戴假发有助于改善形象，提供心理支持。

周围神经病变包括疼痛、麻木、刺痛、感觉丧失和功能障碍等，重点在于早发现、早干预。对于神经敏感性减退的患者，应选择合适的鞋、避免手足皮肤过度劳损、补充维生素 B_{12} 等，必要时调整紫杉醇等药物的剂量。

Q: 放疗有什么并发症？如何护理？

子宫内膜癌放疗并发症有消化道反应、骨髓抑制、放射性直肠炎、放射性膀胱炎等，患者常表现为食欲缺乏、恶心、呕吐、腹泻、白细胞减少、血小板减少等。放疗期间应保证充足的营养、水分及休息，坚持每日阴道冲洗，避免粘连。每周查化验，关注骨髓情况，必要时药物治疗。

Q: 什么是靶向治疗？对子宫内膜癌有效果吗？

分子靶向药物与传统化疗药物不同，其主要针对恶性肿瘤病理、生理发生、发展的关键靶点进行治疗干预，一些分子靶向药物在相应的肿瘤治疗中已经表现出较佳疗效。尽管分子靶向药物对其所针对的某些肿瘤有较为突出的疗效，并且耐受性较好、毒性反应较轻，但一般认为在相当长的时间内还不能完全取代传统的细胞毒类抗肿瘤药。这些药物作用机制和不良反应类型与细胞毒类药物有所不同，与常规化疗、放疗合用可产生更好的疗效。

目前子宫内膜癌应用分子靶向药物的原则是：①有阳性的生物标志物；②用于二线及以上的治疗。常用的靶向药物有曲妥珠单抗、帕博利珠单抗、纳武单抗等。

Q: 靶向药物有什么不良反应？如何护理？

靶向药物的不良反应有腹泻、恶心、呕吐等。在服用靶向药物前，需了解药物的服用方法、注意事项及可能会出现的不良反应。保证按时按量服药，不可随意调整药量，不可漏服或超量服用。

对于轻或中度腹泻，无须停药，可遵医嘱服用黏膜保护药物如蒙脱石散、止泻药物（如洛哌丁胺）和抗菌药物，以及近年来的微生态制剂双歧杆菌，改善靶向治疗对胃肠道的损伤；对于重度腹泻导致脱水或有恶化趋势的患者，可短期停药。

对于恶心、呕吐的管理类似于化疗，可单用/联用止吐药物，可加用中医治疗/心理治疗。

在护理上应注意观察患者腹泻及呕吐的次数、颜色、性质及量，监测水电解质平衡，防止脱水；腹部注意保暖，加强饮食卫生，饮食以清淡、少油腻、低纤维素的食物为主，适当多饮水；注意肛周皮肤的护理，用温水擦拭，若肛周皮肤红肿可外涂氧化锌软膏或红霉素软膏；注意保护患者安全，防止出现突然眩晕跌倒等后果。

Q: 什么是内分泌治疗？对子宫内膜癌有效果吗？

对于非保留生育功能的子宫内膜癌患者，内分泌治疗主要是在转移 / 复发患者中与化疗联用，一般用于雌激素受体 / 孕激素受体阳性、分化好的子宫内膜样癌患者。常用药物有高效孕激素（醋酸甲羟孕酮、甲地孕酮）、芳香化酶抑制剂等，内分泌治疗需在专家指导下进行。

Q: 内分泌治疗有什么不良反应？如何护理？

大剂量孕激素治疗的常见不良反应为阴道出血、体重增加及肝酶升高，较少患者出现过敏反应如皮疹等。

用药期间需保持外阴清洁，可每日清洗外阴，避免感染。坚持适量活动、均衡营养，控制体重增长，防止血栓形成。必要时加用保肝药物或中药治疗。无法耐受大剂量高效孕激素治疗的患者可以选择其他方式治疗。

Q: 子宫内膜癌术后复发 / 转移了怎么办？

子宫内膜癌术后复发大多数发生在初始治疗的 3 年内，有7%～ 15% 的早期（Ⅰ～Ⅱ期）子宫内膜癌患者出现肿瘤复发，晚期及高危患者的复发率则更高。

在患者随访过程中,复发的确诊依赖于患者症状(如阴道流血、腹痛、腰背痛、体重明显减轻及转移导致的各系统症状)、肿瘤标志物检测及影像学的综合评估,如发现复发应尽快接受全面评估并进行下一步的治疗。

子宫内膜癌复发后的治疗方式仍包括局部治疗(手术治疗、放疗)及系统(全身)治疗(化疗、内分泌治疗、靶向治疗、免疫治疗等)。而治疗方案应做到个体化,需综合考虑患者的初始治疗情况、复发的部位及数量、肿瘤病理类型及相关分子指标、患者的一般情况及经济条件等。如复发仅为局部复发(如阴道断端复发、盆腔复发等)且初始治疗未接受外照射放疗,可选择性外照射放疗或手术治疗辅以术后系统治疗,若既往接受过外照射治疗,则首先考虑手术切除或全身治疗,再程放疗应十分谨慎。如患者为远处转移,孤立性转移灶可行手术切除和/或外照射治疗或消融治疗,也可行全身治疗。若评估孤立病灶不能切除则应按照播散性病灶处理,以全身治疗及支持治疗为主。

局限于盆腔的子宫内膜癌复发患者接受规范治疗后 5 年生存率仍可达 50% 以上,远处转移者如发生肺转移等则相对较低。不管怎样,子宫内膜癌复发患者应对进一步治疗抱有信心,以积极的心态接受治疗,争取更良好的预后。

Q: 新药临床试验到底能不能参加?如何参加?

如果患者本身病情稳定且能承担维持治疗的费用,不建议参加新药临床试验,如果常规治疗的效果不理想甚至已经没有更合适的临床治疗手段，这类患者可以尝试参加新药临床试验来争取更多的机会，Ⅰ期临床试验往往是为了评估新药的安全性，不建议患者参加，对于Ⅲ期临床试验及扩大适应证的药物临床试验可以参加。

患者参与临床试验可以通过各种渠道，如医院展出的招募广告、医院网站等平台发布的受试者招募信息等，或直接咨询临床专家是否存在可能获益的临床试验。患者如参加临床试验，主要经历以下五个步骤：知情同意、筛选、随机入组、治疗观察、完成或退出。临床试验的负责人会向患者介绍试验的内容，患者在充分理解该临床试验的获益及风险后自愿决定是否参加，签署知情同意书并通过筛选条件后可成为受试者，然后严格遵守医生的指导接受药物治疗并进行相应的记录，在规定的访视时间定期回访评估，直至观察结束或因不良反应等原因退出试验。在临床试验中，患者的健康和安全高于一切，且临床试验受到法规及相关机构的严格监管以保障患者权益。

患者参加临床试验可以有机会免费接受尚未推广但有潜在获益的新疗法，并能够接受专家治疗和密切随访，部分可以获得一定的就诊便利及经济补偿。但新药临床试验大多为双盲随机试验，意味着患者可能在试验中接受新药治疗，也可能接受常规药物或安慰剂，并且新药可能存在一定的不良反应或疗效不如常规药物，参加临床试验的患者应详细了解试验方案并审慎评估获益及风险后决定是否参加。

Q: 中医药对子宫内膜癌有效果吗？

一些现代中药制剂被用来治疗子宫内膜癌，临床上应用取得一定的疗效，安全性和耐受性较好，但是这些制剂缺乏高质量的循证医学证据支持，还待进一步深入研究。此外，中医从整体观念出发，辨证论治，可以提高机体免疫力，可以减少术后并发症及放疗、化疗不良反应的发生，以改善患者的生活质量。因此，中医药可以配合西医补充完善子宫内膜癌的治疗。

Q: 子宫内膜癌手术后有哪些并发症?

子宫内膜癌手术后的近期并发症：围手术期出血，包括盆腔血肿；术中损伤子宫周围的器官导致肠瘘、尿瘘等，部分患者清扫淋巴结后出现淋巴瘘；术后患者免疫力差容易继发感染，如切口部位感染、肺部感染、尿路感染、盆腔感染等，如伤口部位感染可致伤口愈合不良；术后卧床时间久容易引起深静脉血栓，严重者血栓脱落可导致肺栓塞。术后远期还可能发生肠梗阻、肠粘连，以及手术清扫淋巴结后导致的下肢淋巴水肿及淋巴囊肿等情况。

Q: 子宫内膜癌手术并发症能避免吗? 如何处理?

部分子宫内膜癌手术并发症是可以避免的，尤其是术后护理相关的并发症，如伤口感染、肠梗阻、深静脉血栓等，患者术后应配合医护人员的治疗与指导，伤口定期换药、逐渐过渡饮食、多翻身、早下地等措施可以有效预防上述术后并发症的出现。

患者如出现术后近期并发症相关症状应及时与医护人员沟通，如盆腔血肿患者往往出现腹胀、腹痛，继发感染患者多出现发热，术后医护人员也会定期评估这些常见并发症是否存在及术后恢复的情况，这类并发症经过对症处理可以痊愈。如患者出院后出现术后远期并发症如肠梗阻、下肢淋巴水肿等应及时就诊，经过保守治疗后多可缓解，仅极少部分患者并发症严重需要进行手术治疗。

Q: 子宫内膜癌治疗费用大概多少?

子宫内膜癌的治疗费用主要涵盖检查费用、手术费用、围手术期药物及护理等支持治疗费用、术后放疗和化疗等辅助治疗费用等。患者的基础健康情况及子宫内膜癌的进展程度不同，所用的支持治疗及术后辅助治疗的方案也不尽相同，费用因人而异，也因不同地区及不同医院而有所差异，但总费用在数万元至十余万元不等。此外，患者可以享受特殊病种医保报销，再加上一些商业保险的赔付，可以大大减轻肿瘤患者的治疗负担。

Q: 患者如何选择专业的医院及靠谱的医生?

看病前的准备工作往往决定了是否能够在经济、方便、省时的情况下达到最好的诊疗效果。子宫内膜癌虽然是妇科常见的恶性肿瘤，但其诊疗常需要多学科联合会诊，治疗周期和随访周期相对较长，应谨慎选择专业、靠谱的医疗团队。

找医院：参考排行榜，直接看官微。

随着医疗事业的发展，现在的医院种类繁多，有三级甲等，有综合医院和专科医院，还有公立和民营的区别，关于科室的设置更是五花八门，让不懂医疗行业的人无所适从，这时选择医院要遵循以下几个大原则。

（1）参考权威排行榜。在网上搜索医院排行榜时，会找到很多版本，切勿盲目相信。复旦大学医院管理研究所推出的"最佳医院排行榜"在行业内比较权威，其是由来自中华医学会、中国医师协会的 4000 多名专家参与评审，综合考虑学科建设、临床技术与医疗质量、科研水平等多方面因素进行排行的，目前覆盖 40 个临床专科，尤其对疑难重病、罕见病的就诊具有一定的参考价值。这个排行既有医院综合水平的排行，又有专科综合排行，患者可以根据自己的疾病"对号找院"。

（2）查找医院的官方网站、公众号。网络上的信息鱼龙混杂，对有些医院的介绍并不准确，官方网站和公众号上的信息最为精准。现在绝大多数医院都有自己的官微，不仅有详细的医院介绍、重点科室信息，有些还能直接通过微信挂号或在线咨询。寻找方式是先看医院介绍，重点看医院背景、特色科室，然后进入要找的科室，看专家介绍。

（3）综合考虑自身情况。排名靠前、重点科室很重要，但适合自身情况才更靠谱。选择医院时还要综合考虑距离远近、医保覆盖情况等，因为子宫内膜癌是需要长期治疗和终身随访的，需要多次往返医院，对人的时间、精力和金钱都有一定消耗，所以选择时还要结合自身情况，综合选择医院与科室。

找医生：避开误区，多听他人说。

就医时，好的医院和科室是大的保障，但具体看病时找哪位医生依然令人纠结。一个靠谱的好医生，一般来说要符合基本的两条。

（1）医术强，能对疾病做出准确的判断和治疗，通过最合理的方案减轻患者痛苦。

（2）态度好，能与患者顺畅沟通，有耐心，多为患者着想。

患者在找医生时还要考虑自己的疾病情况，看到医生的长处。①如疑难病、急性病，要更看重医生技术，可以查一下医生的学科权威性，哪位医生手术做得好、疾病诊疗权威，再找一找病友的评价。②而慢性病、常见病，多考虑医生的态度，这类疾病大多需要医生耐心倾听患者倾诉，需要定期调整药物，建议找看上去更好沟通、有亲和力的医生。

Q: 如果不同医生对诊治的说法不同，该听谁的?

子宫内膜癌的诊断和治疗在国内外均有明确的指南和专家共识供医患参考，如我国的《中国妇科恶性肿瘤临床实践指南》和美国国家综合癌症网（NCCN）发布的指南（简称 NCCN 指南）等。如果一位医生能够结合目前这种病情的循证医学证据来为患者制订个体化的治疗方案，那么这基本上就是靠谱的循证医生。

现在是"循证医学"时代，虽然循证医学也不是万能的，但是相对而言，它是目前最科学的。一个靠谱的循证医生，他头脑中的知识能经受住世界各地的实践检验。那么怎样才能判断哪位医生在遵守循证诊疗呢? 最好的方式是遇到矛盾时，自己能够拿医生的说法，与相关指南对比一下，并且自己动手检索临床试验证据。如果患者自己没有读懂指南或检索证据的能力，可以通过以下特点来判断自己该相信谁: ①注重循证的医生，一般会把问题和目前这方面的循证医学证据，向患者或者家属做简要的讲解; ②注重循证的医生往往善于学习、更新理念，分析问题时条理清晰，解决问题时言之有据。

反之，不尊重证据，而是通过个人经验独断，或是讲不清楚用药理由的医生，则不靠谱。所以，相对来说循证医生，诊疗措施更有的放矢、简洁明了，而不会盲目地推荐给患者那些看似有神奇功效，却缺乏循证证据的药物或者诊疗措施。

患者根据循证医生提供的治疗方案，结合自身情况选择适合自己并能积极配合的治疗方案即可。

Q: 子宫内膜癌术后复发率有多少？

有 7% ～ 15% 的早期（Ⅰ～Ⅱ期）子宫内膜癌患者出现肿瘤复发；Ⅲ～ⅣA 期子宫内膜癌患者若及时接受系统规范治疗，5 年内复发率在 40% ～ 50%。

Q: 子宫内膜癌术后如何随访？

完成治疗后的前 2 ～ 3 年，患者应每 3 ～ 6 个月随访 1 次，以后应每 6 ～ 12 个月随访 1 次。随访内容包括可能的复发症状、生活方式、体重管理、运动、戒烟、营养咨询等健康宣教，以及定期复查肿瘤标志物及影像学检查。

Q: 保留生育功能的子宫内膜癌患者随访有何不同？

保留生育功能的子宫内膜癌患者主要为药物治疗，是一个较为长期的治疗过程，在治疗期间也需要严密的随访。治疗一般以 12 周为一个疗程，每疗程后行妇科彩超和 / 或盆腔磁共振成像进行评估，并推荐行宫腔镜手术进行子宫内膜病理检查评估疗效。

此外，患者在完全缓解后，等待生育或暂时不生育期间需接受维持治疗，以预防疾病复发，在维持治疗期间应每 3～6 个月进行一次超声检查，必要时行子宫内膜病理检查。

Q: 子宫内膜癌术后如何早期发现复发？

患者术后应严格按时随访，这是及时发现复发的必要条件。复发的确诊依赖于患者症状（如阴道流血、腹痛、腰背痛、体重明显减轻及转移导致的各系统症状，如肺转移引起咳嗽、咯血等）、肿瘤标志物检测及影像学的综合评估，保持规律随访及与医疗团队的联系有助于早期发现复发。

Q: 子宫内膜癌手术后一般需要住院多久？

子宫内膜癌手术住院时间长短不一，主要和患者病情轻重、身体素质有直接关系。如患者年轻，且无内科合并症，在早期病情比较轻的时候进行手术治疗，加上身体素质比较好的话，一般住院一星期左右就能出院。如患者高龄，有各种内科合并症，且处于疾病晚期，那么患者术前诸如病情评估、手术耐受性评估、多学科联合会诊等需要额外花一些时间。另外，患者在晚期时，身体素质也会变差，此时住院时间就会延长至半个月到一个月。

Q: 子宫内膜癌术后需要注意什么？

（1）子宫内膜癌术后注意休息。良好的休息及睡眠是身体恢复的保障，建议患者至少全休 3 个月，休息期间应保持良好的心情，消除一切顾虑，进行一些较为舒缓的运动，以促进机体的新陈代谢。

（2）术后 3 个月避免受到惊吓，避免提重物、打喷嚏等增加腹压的活动，同时保持大便通畅，腹部压力过大会引起手术部位的再次损伤。

（3）子宫内膜癌术后 3 个月内应避免性生活及盆浴。

（4）术后若发现伤口红肿，有硬结疼痛或发热等症状，应及时就诊，并且于术后第 1、第 3 个月复诊。

（5）术后 10 天左右会出现左下腹阵发性隐痛，一般为术中牵拉所致，不必处理，一个月左右隐痛会自然消失。

（6）术后 20 天左右手术切口疤痕会变硬，此为缝合线结及局部肌腱、脂肪组织增生纤维化所致，不必特殊处理，一般 2～3 个月后会自动软化。

（7）手术治疗子宫内膜癌虽然可以快速切除肿瘤，但很难彻底清除游离在血液及其他脏器或组织中的癌细胞，因此有危险因素的子宫内膜癌患者手术后需进行诸如放疗、化疗、内分泌治疗等辅助治疗，以达到彻底清除癌细胞、巩固手术治疗效果、预防复发的目的。

Q: 子宫内膜癌患者术后多久能活动？

子宫内膜癌患者手术多以微创手术为主，中华医学会外科学分会、中华医学会麻醉学分会发布的《中国加速康复外科临床实践指南》提倡子宫内膜癌患者术后早下地活动，预防肠梗阻的发生及下肢深静脉血栓形成。所以当患者术后麻醉苏醒后，在充分术后镇痛的情况下，患者可以根据自身情况及早下地进行循序渐进的活动。

　　另外，子宫内膜癌术后伤口一般2周至1个月可以完全长好，机体也可以从手术创伤中恢复过来。但整体病情恢复时间不能一概而论，会受病情轻重、个人体质等因素影响。①如果患者是子宫内膜癌早期，病情较轻且自身无基础疾病，也不需要术后辅助放疗和化疗等，通常在1个月左右恢复。②如果患者病情较为严重，如病情蔓延至宫旁、卵巢或有淋巴转移等，则需广泛的子宫切除，或是做淋巴结清扫，恢复时间相应延长，可能需要3～6个月的时间来进行恢复。③若患者子宫内膜癌已发生血行转移，或患者自身有基础疾病，如糖尿病、高血压等，需要术后再辅助化疗、放疗等相关治疗手段，恢复时间则通常需要6个月以上甚至更久。所以所有的活动应根据患者病情，量力而行。

Q: 子宫内膜癌患者饮食需要注意什么？

　　（1）饮食建议以清淡为主，少吃辛辣刺激的食物，比如辣椒、麻椒、生葱等，也应该少吃海鲜类食品，如虾、鳗鱼、黑鱼等。术后患者的胃肠功能恢复较慢，饮食应尽量避免增加胃肠道的负担。

　　（2）"补品"类食物摄入要慎重，虽然癌症是消耗性疾病，要"补"，但桂圆、红枣、阿胶、蜂王浆等热性、凝血性和含激素成分的食品要少吃。

　　（3）适当的补充营养还是非常需要的。治疗期间，建议患者多食瘦肉、鸡肉、鸡蛋、鹌鹑蛋、鲫鱼、甲鱼、白鱼、白菜、芦笋、芹菜、菠菜、黄瓜、冬瓜、香菇、豆腐、海带、紫菜、水果等。

总之，子宫内膜癌患者饮食宜清淡，定时、定量，不暴饮暴食。坚持低脂肪饮食，多吃瘦肉、鸡蛋、绿色蔬菜、水果等，多吃五谷杂粮，如玉米、豆类等，常吃富有营养的干果类食物如花生、芝麻、瓜子等。

Q: 子宫内膜癌患者能吃保健品吗?

目前，各种保健品种类繁多，除了人参类之外，还有许多复方保健品。由于广告的作用，患者面对各种保健品时常不知如何选择为好，也不知是否该用。如何选用保健品呢?

（1）饮食抗癌应放在第一位，保健品是次要的。已经证实多进食含维生素丰富的食物、含硒丰富的食物，通过饮食广泛摄取人体所必需的营养素是最好的办法，而保健品往往只能起到某一方面的作用。

（2）不宜"大补"。有的人数种保健品一起饮用，或每日饮用 6 ～ 10 支人参蜂王浆，服用后口干舌燥，性情烦躁，不但起不到好的作用，反而导致相反作用。所以，可适当选择 1 ～ 2 种保健品，每日饮用少量。

（3）保健品最好请教医生后再用。保健品不像药物那样经过严格的试验和长时间的观察，其功效有待进一步验证；另外，市面上所谓的保健品，如阿胶、人参皂苷素、蜂王浆、灵芝孢子粉都添加有微量雌激素，但是雌激素对于子宫内膜癌患者是相对禁忌的，雌激素可能导致子宫内膜癌的复发和转移，要杜绝子宫内膜癌术后给患者买此类营养品和保健品。

Q: 子宫内膜癌术后还能有性生活吗？

子宫内膜癌手术之后能否进行正常的性生活要根据患者癌症的分期及手术范围而定。女性性生活的器官主要是阴道并不是子宫，如果患者只是单纯做子宫切除或者盆腔淋巴结清扫，没有进行阴道局部的切除，不影响阴道的长度和宽度，这种情况下，一般在手术 3 个月后，创口完全愈合时，可以适当进行性生活，但是要注意动作轻柔，避免劳累。如果患者子宫内膜癌扩散到了阴道壁，做了部分阴道壁的切除，这种情况下会影响阴道的长度和宽度，严重时没有办法进行正常的性生活。

Q: 患者术后总感觉很累，疲乏无力怎么办？

子宫内膜癌手术切除组织对人体功能或大或小都会产生影响，加之许多患者术后还需要使用细胞毒性药物辅助治疗，对其身体和心理的创伤都是巨大的。患者往往虚弱、乏力，或许还有其他的症状，有些人长时间得不到缓解，对病情的康复会产生负面影响。

患者术后疲乏的原因包括：①手术出血多，患者术后出现贫血导致乏力；②进食量少，水电解质失衡引起乏力，常见低钾或低钠性乏力；③肿瘤生长消耗大量营养物质，机体营养不良会引起乏力；④手术后使用的部分化疗药物会引起严重乏力感，如紫杉类药物，口服某些靶向药物也会有严重的乏力症状；⑤放疗、化疗后出现骨髓抑制，表现为白细胞低下、贫血等，患者会有明显的乏力感。

与一般的乏力不同，子宫内膜癌患者的乏力发生快，程度重，持续时间长，且不能通过休息来缓解，长时间影响患者的日常生活，降低了其自理能力，影响了脏器功能及患者的情绪状态，导致其体质、生活质量下降，甚至会成为其中途放弃治疗的一个原因。

明确乏力的原因，对症、对因积极处理，才能缓解乏力。患者应减少过度消耗体力的活动，通过听音乐、阅读等分散注意力；加强营养，升高白细胞及改善贫血；改善睡眠，保持乐观的心态及良好的心情。同时患者可以通过中医药等方法，辨证用药，在杀灭癌细胞、提高机体免疫力的同时，解决患者乏力的症状，帮助他们树立战胜疾病的信心，从根本上提高他们的生活质量。

Q: 总是止不住担心子宫内膜癌复发、恶化怎么办？

（1）要保持思考，不要逃避。也许病情不能逆转，但只要积极配合医生，保持良好的生活状态，可以做到良性的保持。

（2）要给自己时间，尽量安慰自己，要懂得包容自己和经常鼓励自己。可以适当独处，理清自己的状态；可以找朋友倾诉，得到朋友的理解。

（3）不要停下读书，尤其是一些认可度很高的书，从书中寻找积极向上的理念来鼓舞自己。

（4）参与一些病友交流会，因为有些事就是只有相同经历的人，才能感受到彼此的温暖。

（5）在个人情绪变好一点之后，试着多去接触些能够提升个人价值的东西，比如参加兴趣课及一些辅助病情的活动。

（6）保证固定时间的适度运动，运动后分泌的多巴胺会让心情愉悦。

（7）和医生保持沟通，将自己的想法分享给医生，听取医生的专业建议，相信道听途说的理论只会让自己变得更加糟糕。

Q: 家属在患者治疗、随访过程中能做些什么？

作为肿瘤患者家属，应多给予患者心理变化上的包容，如肿瘤患者易出现恐惧、焦虑，甚至情绪方面的失控，作为家属应该多给患者关怀和理解，明白这是由疾病引起的不良心理情绪；同时将患者的不良症状向专科医生进行完整描述，使患者接受更加科学合理的治疗。

肿瘤患者在疾病进展阶段会对治疗前景不乐观，甚至产生悲观情绪，患者家属应该多给患者些关怀、鼓励，帮助其树立战胜疾病的信心。同时在允许的情况下，尽可能尝试有潜在治疗价值的方法，为患者康复赢得机会和时间。

作为家属，要深刻认识到恶性肿瘤的治疗和康复是持久战。家属要在帮助患者的同时锻炼自己的体能，只有患者家属身体健康，身体各方面调节在最佳状态，才能给肿瘤患者提供最大的心理、经济支持等。

Q: 如何缓解癌症晚期患者疼痛？

癌症晚期患者疼痛的最主要缓解方式是积极进行抗肿瘤治疗，可以采用化疗、放疗、靶向治疗或免疫治疗等综合治疗手段。当抗肿瘤治疗有效之后，癌症晚期的疼痛也能获得减轻。

此外，对于癌症晚期疼痛的患者，可以根据疼痛的程度选择不同的止痛药物进行治疗。常用的止痛药物包括非甾体抗炎药、弱阿片类药物和强阿片类药物等。①如果患者为轻度疼痛，也就是不影响夜晚睡眠的疼痛，可以考虑口服非甾体抗炎药，如布洛芬缓释胶囊等。②如果患者为中重度疼痛，也就是影响夜晚睡眠，则考虑应用第三阶梯止痛药物，如吗啡、羟考酮等。③患者疼痛如果为电击样，则考虑患者存在神经病理性疼痛，可在第三阶梯止痛药物基础上加用加巴喷丁或者卡马西平等。④如果患者疼痛同时存在心情抑郁与情绪低落，可以考虑加用抗抑郁药物如盐酸氟西汀分散片、圣约翰草提取物片等。⑤如果患者疼痛同时伴有消化道症状如恶心、呕吐，可考虑应用止吐药物。患者应用止痛药物后发生便秘，可以考虑应用缓泻药物，如乳果糖口服溶液等。

Q: 癌症晚期患者如何改善睡眠？

一部分癌症患者虽然休息的时间不少，但由于心理压力过大，过度的担心病情或放疗、化疗等因素的影响，他们的睡眠质量低下，甚至出现难以入睡、多梦易醒等失眠状况，严重影响体力恢复。

调查显示，25%～50%的肿瘤患者有睡眠不足、睡眠质量差的症状，晚期患者甚至高达一半以上。那么，如何才能更好地改善癌症患者的睡眠质量呢？

（1）养成良好的睡眠习惯和作息规律。顺应生物钟规律，尽量保持每天在同一时间段内起床和上床；白天不宜卧床过久，适当进行户外活动；午睡一般控制在半个小时到一个小时，下午三点过后尽量不要再睡。

（2）适当运动，营造舒适的睡眠环境。癌症患者容易失眠，可以做一些有助睡眠的事情，比如适当散步、睡前沐足等。此外，夜间要注意营造较舒适的睡眠环境，保持卧室整洁、安静。特别需要提醒的是，需要服用的药物尽量在睡前1小时服用，睡前还要避免饱食或兴奋过度，尤其是很难入睡者，喝浓茶或咖啡会影响睡眠质量。

（3）积极防治不能耐受的疼痛或不适。夜间疼痛往往是造成失眠的主要因素。根据疼痛的原因、部位和性质采用多种镇痛方法，如镇静药、止痛药、针灸等，缓解或消除疼痛。针灸、中药治疗失眠十分有效，但切记必须找专业的医生。

（4）自我减压，心情放松。对于因担心肿瘤病情变化而失眠的心因性失眠患者，要学会自我心理调适，可适当多做一些有助于放松的训练。平常尽量做一些能让心情放松的事情，听听音乐，做点感兴趣的事情，及时排解心理压力，相信自己一定可以战胜病魔。

Q: 癌症晚期患者如何提高生活质量？

（1）体质恢复。许多肿瘤患者经过了手术、放疗、化疗后身体损伤较大，免疫功能失调，此时身体内残存、潜伏的肿瘤细胞容易死灰复燃，引起复发、转移，从而导致肿瘤治疗失败。

营养支持：癌症恶病质患者常合并厌食，能量及营养底物摄入减少，出现进行性体重下降和营养不良。目前认为，尽管单纯的营养支持难以完全逆转恶病质的发生和进程，但通过增加营养物质的摄入在一定程度上可以缓解这一进程。

辅助治疗：目前，癌症的治疗手段包括手术治疗、放疗、化疗、靶向治疗、免疫治疗等。但是这些治疗方法都或多或少会加重患者的胃肠道反应，增加其病痛折磨。有临床研究表明，抗癌治疗所带来的胃肠道反应主要为恶心、呕吐、食欲减退、腹痛、便秘、腹泻等。益生菌作为抗癌佐剂，能够调节抗癌治疗后的免疫失调，降低药物毒副作用，增强化疗和免疫治疗功效，起到辅助提高抗癌效果的作用（包括抗胃肠道肿瘤、肺癌、乳腺癌、宫颈癌、口腔癌、其他部位肿瘤等）。

（2）心理调节。对于癌症患者而言，更大的考验是如何长期带病生存，进入康复期后，又如何回归家庭、社会，保持正常的生理功能状态和良好的生命质量呢？

把不良情绪憋在心里不仅会憋出心理问题，长此以往还会在身体上反映出来，非常不利于癌症的康复。对家属而言，能给予患者的最大支持就是陪伴。陪伴不仅仅是在他身边照料他，而是要让他感觉到"我和你的心在一起"。这种心灵与情感意义上的陪伴在患者诊断、治疗、康复的整个过程中都至关重要。

（3）社会支持。在互联网时代，这其实是一个很好解决的问题，各种社交媒体及网络平台都是与社会连接的桥梁，只要真诚地伸出手，就会有来自全国各地的双手热情地回握，只要有交流学习的欲望，在病床上也能"与时俱进"。

同时，在许多医院、癌症中心和学校都有癌症互助团体，可以通过上网搜索或者打电话咨询等方式加入。在这里，患者可以了解癌症的相关知识，也可以分享抗癌故事，不仅能交友，更可能因为自己的经历带给他人继续坚持的勇气，这个为社会做出贡献的过程就是自我价值实现的过程。

Q: 怎么通过改善生活习惯降低复发风险？

循证医学证据显示，采取体重、膳食和身体活动干预可以提高子宫内膜癌患者的生活质量，并减少疾病和治疗相关的不良反应。另外，调整生活方式也可以改善早期患者的预后。

体重管理主要是减重或控制体重，使体质指数控制在 $18.5 \sim 25 \ kg/m^2$。

身体活动干预一般推荐采取积极运动的生活方式，最好每周进行至少 150 分钟的中等强度运动（或 75 分钟剧烈运动），外加 2 次抗阻训练。

膳食建议减少高糖、高脂及油炸食物，每日至少食用 5 份水果和蔬菜，限制加工食品和红肉的摄入量，限制饮酒，女性每日不超过 1 标准杯。

生活方式上减少久坐、长时间看电视或使用电脑等行为，早睡早起，避免劳累，控制高血压、糖尿病、高脂血症等代谢相关疾病保持在稳定状态也有利于降低子宫内膜癌的复发风险。

另外，严格掌握雌激素替代治疗的适应证，避免使用不明成分的保健品、化妆品等都可以一定程度上降低疾病复发可能。

▶▶▶ 第十三章

卵巢肿瘤

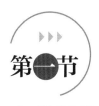

第一节

卵巢肿物

Q: 什么是卵巢肿物?

卵巢肿物指的是生长在卵巢上的包块,分为生理性与病理性两种。生理性的卵巢肿物包括卵巢滤泡囊肿与黄体囊肿,是正常现象,可以自然吸收消退。病理性卵巢肿物包括卵巢子宫内膜样囊肿(俗称巧克力囊肿)、各种卵巢良恶性肿瘤等,是非正常形成的,需要根据具体情况通过药物、手术进行治疗。

Q: 卵巢囊肿就是卵巢的肿瘤吗?

严格来说,卵巢囊肿与卵巢肿瘤并不相同。①卵巢囊肿由薄薄的囊壁包裹着不同类型的囊液构成,类似于装了水的气球;卵巢囊肿多为生理性或良性,囊液可为正常组织液、血液,也可以是异位的子宫内膜分泌的经血。②卵巢肿瘤指的是生长在卵巢上,由各种细胞增殖而长成的肿块,实体成分更明显,也就是说大多是实心或半实心的;卵巢肿瘤可以是良性、交界性或恶性,医生会切下一部分肿块用显微镜观察,判断肿瘤细胞的类型与性质。

Q: 巧克力囊肿是良性的吗?

巧克力囊肿简称"巧囊",学名卵巢子宫内膜样囊肿,是跑错位置的子宫内膜在卵巢生长,随月经周期反复出血,分泌的经血被囊壁包裹,形成像巧克力一样黏稠的咖啡色液体,因而得名。巧囊本质上属于良性,但具有类似恶性肿瘤的行为倾向——复发。研究证实,巧囊的复发率明显高于其他良性卵巢肿物。

患者年龄越小、巧囊本身越严重,复发可能性越大;而妊娠则可以抑制巧囊复发。因此,我们推荐巧囊术后的患者吃药或打针帮助治疗,抑制复发。同时,推荐育龄期的患者术后尽快怀孕,一是为了防止巧囊复发重新破坏生殖环境,再次导致不孕;二是妊娠对于巧囊患者具有保护作用。

另外,尽管巧囊是良性的病变,但它具有癌变的可能性,巧囊患者在应用手术、药物治疗的同时,也需要定期做 B 超、监测肿瘤标志物等,及时发现癌变征兆,早期处理。

Q: 黄体囊肿需要做手术吗?

黄体是排卵后卵泡形成的囊腔样结构,具有丰富的血管,正常直径 2 ~ 3 cm。如果有血管破裂,血液流入囊腔使其直径超过 3 cm,就会形成黄体囊肿。一般的黄体囊肿可以自行吸收消退,只要观察即可。

但体积较大的黄体囊肿有破裂或蒂扭转的风险,就如同绳子系住的灌水气球,被击打后会破裂,被甩动后会缠绕在一起(此时就需要手术将破裂的气球修补,将缠绕的绳子解开)。患者可以有突然的剧烈腹痛,或者恶心、呕吐,如有大量出血还可以出现肛门坠胀、头晕心慌、四肢发冷等症状，此时将有生命危险，应立即前往医院急诊。平时，黄体囊肿患者应注意保护下腹，避免同房、撞击肚子及用力排便咳嗽，以防囊肿破裂。同时也应避免快跑、跳绳等剧烈活动以防黄体囊肿蒂扭转。

除了以上的急性并发症需要手术，当复查 B 超发现黄体囊肿持续存在超过 3 个月，或囊肿体积持续增大，或黄体囊肿反复发生时，也均应进行手术治疗。另外，如果绝经期女性发现黄体囊肿，需要警惕恶性可能，也应该进行手术治疗。医生将在充分检查后根据具体情况选择手术方式，以及切除的范围。

Q: 什么时候做 B 超看卵巢囊肿最准确?

最推荐月经干净后 2～3 天做 B 超看卵巢囊肿。生理性的囊肿多能在月经周期的中期和后期被 B 超发现，在下次月经周期的前期会自行消失，而病理性的囊肿则会一直存在，因此在月经干净后 2～3 天做 B 超可以帮助鉴别囊肿是生理性的还是病理性的。同时月经干净后 2～3 天，盆腔内充血情况好转，对 B 超视野干扰小，B 超的结果也会更加准确。

Q: 卵巢囊肿长到多大需要做手术?

各位女性朋友们要注意的是，卵巢囊肿的大小并不是是否需要手术的决定因素。很多情况下，特别是在月经前期和怀孕的情况下，即使是超过拳头大小的卵巢囊肿也会自然消退，也就是医生所说的生理性卵巢囊肿，这些情况当然就不需要手术。所以在一些情况下，医生会建议女性朋友们 2～3 次月经后再来检查，以决定下一步治疗方案。

然而，是不是所有的卵巢囊肿都可以观察呢？当然不是，有一些类型的卵巢囊肿，观察只会放任疾病进展，对身体健康造成不良影响。所以，在发现卵巢囊肿后，一定要先去找妇科医生咨询。

Q: 有卵巢肿物肯定会肚子疼吗?

卵巢肿物很少会引起肚子疼，但女性朋友们仍要注意，如果出现下面两种情况，就可能是卵巢肿物引起的肚子疼。第一，在剧烈运动或改变姿势时突然出现的肚子疼，这种疼会像肠绞痛。如果你之前有卵巢肿物，现在又出现这样的情况，请立刻去医院看病，这可能是由卵巢肿物扭转或破裂所致。第二，如果年轻的女性朋友在性生活的时候觉得小腹疼痛，也可能与卵巢囊肿有关，至于是否相关，需要妇科医生进一步判断。

Q: 有卵巢肿物必须做手术吗?

卵巢肿物的症状有轻微的，也有严重的，并不一定要手术治疗。很多生理性卵巢肿物可以自行消退，也有一些类型的卵巢肿物可以通过药物治疗。但如果是症状比较明显的，而且有转移的可能，导致子宫等部位出现明显伤害的，可能需要手术才能够起到理想的治疗作用。

Q: 什么样的卵巢肿物是恶性的?

一般来说，妇科医生会从以下三个方面来判断卵巢肿物是不是恶性的。

（1）卵巢肿物的形态。如果卵巢肿物像个空心的篮球，那么是恶性肿瘤的可能性就小，相反如果像个实心的铅球，那么恶性的可能性就会大。如果卵巢肿物既有空心部分，又有实心部分，那么恶性的可能性就会更大。

（2）肿瘤标志物。恶性肿瘤会分泌一些特殊的物质，我们称之为肿瘤标志物。如果糖类抗原125（CA125）或糖类抗原19-9（CA19-9）等升高，往往预示肿瘤有恶性可能。但很多其他疾病也会导致肿瘤标志物升高，需要医生细致的分析。

（3）患者年龄。很多类型的卵巢恶性肿瘤都有好发的年龄，所以还需要结合年龄进行判断。

总之，确认卵巢肿物良恶性是一个很复杂的问题，即使是很有经验的妇科医生，也无法做到百分之百的准确。这就是为什么对于很多良性肿瘤医生也会建议进行手术检查，只有手术后的病理结果才是最准确的。

第二节

卵巢癌

Q: 什么是卵巢癌？

卵巢癌是发生在卵巢的恶性肿瘤，包括原发性卵巢癌和转移性卵巢癌，是女性生殖系统三大恶性肿瘤之一。卵巢癌病理类型很多，最常见的是上皮性卵巢癌，其他少见类型包括恶性生殖细胞肿瘤、性索间质恶性肿瘤和转移性卵巢癌。

Q: 得卵巢癌的人多吗？

全球范围内，卵巢癌是常见的恶性肿瘤之一，在女性恶性肿瘤中，发病率位居第 8，为（7 ～ 8）/10 万人，死亡率位居第 7。在女性生殖系统恶性肿瘤当中，卵巢癌发病率位居第 3，病死率位居第 1。2020 年，全球新发卵巢癌病例 313 959 例，中国新发卵巢癌病例 55 342 例。

Q: 哪些人容易得卵巢癌？

下列人群中卵巢癌的风险可能会增加：未生育、肥胖、吸烟、绝经后激素替代治疗的女性；携带胚系 *BRCA1/2* 致病突变基因的女性，终生罹患卵巢癌累积风险明显高于一般人群；林奇综合征患者患卵巢癌的风险也有所增加。

通过下列方式可能降低卵巢癌的发生风险：口服短效避孕药、多产、哺乳。

Q: 年轻人会得卵巢癌吗？

儿童期、青春期和青年期女性卵巢癌发病率低，主要病理类型为卵巢恶性生殖细胞肿瘤，包括未成熟畸胎瘤、卵黄囊瘤等。卵巢恶性生殖细胞肿瘤对化疗非常敏感，预后较好，因此若年轻女性不幸罹患此种类型卵巢癌，无论是早期还是晚期，均可保留生育功能。

Q: 其他部位的恶性肿瘤会转移到卵巢吗？

其他部位的恶性肿瘤有可能会转移到卵巢，常见的有胃癌卵巢转移、乳腺癌卵巢转移等。胃癌可通过腹腔内播散的方式转移至卵巢，称为 Krukenberg 瘤。乳腺癌可通过淋巴转移的方式转移至卵巢。卵巢转移癌的治疗方式以手术切除转移病灶为主，其他辅助治疗应根据原发癌的治疗原则决定。

Q: 卵巢癌会遗传吗？

多数卵巢癌为散发病例，不会遗传；约有 20% 的卵巢癌患者携带胚系 *BRCA1/2* 致病突变基因，这类致病基因会遗传给子代，继承了致病基因的女性，终生罹患卵巢癌累积风险远高于一般人群。目前建议所有上皮性卵巢癌患者进行基因检测，若发现为 *BRCA1/2* 致病突变基因携带者，建议其近亲属接受遗传咨询。

Q: 卵巢癌能治好吗?

Ⅰ期卵巢癌 5 年生存率高,特别是Ⅰ A 期卵巢癌,病灶局限在卵巢,有治愈可能。

Ⅱ期及以上卵巢癌,往往会在随访过程中复发,并且随着复发次数的增加,两次复发之间的时间间隔越来越短,最终出现铂耐药复发卵巢癌。

目前对于晚期卵巢癌的治疗,还无法将治愈作为首要目标,而是尽量延长复发间隔,提高患者的生活质量。

Q: 得了晚期卵巢癌还能活多久?

一般使用 5 年生存率作为恶性肿瘤患者的预后指标。晚期卵巢癌患者的 5 年生存率在 40% 左右。不同患者对治疗的反应有着很大差异。①携带胚系 *BRCA1* + 致病突变基因的患者,往往对铂类化疗药物比较敏感,化疗后还可以使用 PARP 抑制剂进行维持治疗,根据 SOLO1 临床试验数据,一些患者可在 5 年甚至更长的时间中无复发。②另有部分患者,对铂类化疗药物不敏感,初始化疗期间有疾病进展或很快出现铂耐药复发卵巢癌,没有靶向治疗的靶点,这类患者的生存期较短。

Q: 遗传性的乳腺癌、卵巢癌的致病基因是哪些?

大多数乳腺癌和卵巢癌都是散发病例;但 5% ~ 10% 的乳腺癌和 20% ~ 25% 的卵巢癌是由基因突变引起的,其中,最常见的有害突变是 *BRCA1* 和 *BRCA2*。其他中、高危基因的致病性突变也会引起少量乳腺癌和卵巢癌,包括 *TP53*、*PALB2*、

PTEN、*CHEK2* 和 *ATM*。

Q: 卵巢癌可以通过体检早期发现吗?

卵巢癌早期病变隐匿，且病情发展迅速，目前尚无有效的早期筛查方法。约 70% 的卵巢癌患者发现时即为晚期，仅 30% 的卵巢癌患者发现时为早期。目前临床上常用的卵巢癌筛查方法包括血清 CA125、HE4 检测和经阴道超声检查。

Q: 体检时哪些指标异常提示卵巢癌?

体检项目中与卵巢癌相关的主要包括血清 CA125 检查和盆腔超声。对于绝经前女性，CA125 常有生理性升高，一般不超过 200 U/L，若明显升高，应警惕卵巢癌。对于绝经后女性，CA125 高于正常值上限时，即应引起注意。盆腔超声主要观察子宫和双侧附件情况，若提示附件区包块，应引起注意。

Q: 卵巢癌有哪些症状?

卵巢癌早期常常没有症状。卵巢癌晚期患者因癌细胞盆、腹腔转移，常有消化道症状，如腹痛、腹胀、腹围明显增大、食欲差；若病灶压迫或累及直肠，可表现为大便细、便秘。晚期卵巢癌患者还可能出现消耗症状，如消瘦、体重在短时间内明显下降。

Q: 卵巢癌有哪些类型?

根据病理类型，卵巢癌大体上可以分为上皮性卵巢癌、恶性生殖细胞肿瘤、性索间质恶性肿瘤和转移性卵巢癌。上皮性卵巢癌的发病率最高，其中高级别浆液性癌最为常见。恶性生殖细胞肿瘤多见于儿童期、青春期和年轻女性。转移性卵巢癌的原发病灶多为消化道肿瘤、乳腺肿瘤等。

Q: 卵巢癌容易转移到哪些部位？

卵巢癌的转移途径有 3 种，包括淋巴转移、血行转移和播散转移。播散转移是常见的转移方式，肿瘤突破包膜后，在盆腔和腹腔播散，转移至腹膜、肠系膜甚至浸润肠管。淋巴转移也是常见的转移方式，可转移至盆腔和腹主动脉旁淋巴结，甚至可以转移至锁骨上淋巴结。血行转移相对少见，可转移至肝、脾、肺、脑等实质脏器内。

Q: 亲属得了卵巢癌，我需要做检查吗？

携带胚系 *BRCA1/2* 致病突变基因的卵巢癌患者可将此基因传给子女。一级亲属包括父亲、母亲、儿子、女儿和兄弟姐妹。如果一级亲属患卵巢癌并且证实为胚系 *BRCA1/2* 致病突变基因的携带者，则"我"需要进行基因检测，明确是否携带胚系 *BRCA1/2* 致病突变基因。

Q: 卵巢囊肿会恶变成卵巢癌吗？

卵巢囊肿恶变为卵巢癌的情况少见，但的确存在这种可能性。卵巢癌分为 I 型和 II 型 2 种。I 型卵巢癌由良性病变缓慢发展而来，病程较长，可观察到卵巢肿物从良性到交界性到恶性的过程，如卵巢子宫内膜样囊肿→卵巢交界性子宫内膜样肿瘤→卵巢子宫内膜样癌或卵巢子宫内膜样囊肿→卵巢透明细胞癌。因此发现卵巢囊肿也不能掉以轻心，应根据医生的意见进行治疗或规律随访。

Q: 卵巢癌患者的生存期有多长？

卵巢癌患者的生存期与初诊时卵巢癌的分期、病理类型及治疗是否规范及时，都存在紧密关系。总的来说，早期卵巢癌患者预后良好，Ⅰ期卵巢癌患者的5年生存率可达到90%。晚期卵巢癌患者预后差，尽管现在手术治疗、化疗、靶向治疗、免疫治疗都有很大的发展，晚期卵巢癌患者的5年生存率仍在40%左右。

Q: 通过哪些检查可以确诊卵巢癌？

有消化道症状（如腹痛、腹胀、腹围增加、食欲下降等）、下腹部包块和妇科症状时（如阴道异常出血），应考虑到卵巢癌可能，应进行相关辅助检查，包括肿瘤标志物（CA125，HE4，35岁以下患者需查甲胎蛋白，不排除胃肠道来源肿瘤时应查癌胚抗原，其他还有CA19-9）、盆腔彩超（有性生活者检查经阴道超声，无性生活者检查经直肠超声）、颈胸腹盆增强CT（用于评估肿块的性质及转移的情况），必要时还可以做盆腔磁共振成像、PET-CT。

Q: 有没有自检方法可以早期发现卵巢癌？

卵巢位于盆腔深部，无有效的早期自检方法。卵巢癌早期病变隐匿，目前也没有有效的早期筛查方法。约 70% 的卵巢癌患者发现时即为晚期，仅 30% 的卵巢癌患者发现时为早期。

Q: 为什么要查肿瘤标志物？

恶性肿瘤会分泌一些特殊的蛋白，这些蛋白在正常组织中没有表达。检查肿瘤标志物的主要目的是发现肿瘤、对肿瘤的来源和类型进行初步判断、判断肿瘤的严重程度。与卵巢癌相关的肿瘤标志物主要有 CA125、HE4；另外卵巢恶性生殖细胞肿瘤可能有甲胎蛋白、人绒毛膜促性腺激素升高；卵巢黏液癌可能有癌胚抗原升高。

Q: 超声 /CT/ 磁共振成像可以发现卵巢癌吗？

盆腔彩超筛查卵巢肿瘤的准确性较好，常作为初诊时的影像学手段，卵巢癌在超声下多表现为囊实性或实性肿物，形态不规则，无包膜，有较多低阻血流信号，晚期患者还可能见到大量腹腔积液。CT 和磁共振成像可作为进一步诊断和评估病情的影像学手段，若无使用造影剂的禁忌证，应做增强 CT 和增强磁共振成像。

Q: 卵巢癌是怎么确诊的？

卵巢癌的确诊依赖于病理学检查。①若根据影像学判断早期卵巢癌可能性大，则不能使用穿刺法获得病理，因其会造成肿瘤播散，应采用开腹或腹腔镜手术完整切除患侧附件，根据石蜡病理结果明确诊断。②若根据影像学检查判断晚期卵巢癌可能性大，可通过腹腔积液病理或病灶活检病理明确诊断。

Q: 什么样的卵巢癌属于晚期卵巢癌?

目前北京大学人民医院使用的卵巢癌分期系统是 2014 年国际妇产科学联盟（FIGO）卵巢癌分期系统，将卵巢癌分为 4 期，用罗马数字表示。一般认为，Ⅰ期和Ⅱ期是早期，Ⅲ期和Ⅳ期是晚期。Ⅰ期卵巢癌病灶主要局限于卵巢，Ⅱ期卵巢癌病灶局限在盆腔，Ⅲ期卵巢癌病灶超出盆腔，播散至腹腔和腹膜后淋巴结，Ⅳ期卵巢病灶超出盆腹腔，有远处转移，如胸腔、锁骨上淋巴结。总的来说，晚期卵巢癌病变转移更为广泛。

Q: 早期卵巢癌如何治疗?

早期卵巢癌以手术治疗为主。早期卵巢癌预后好，5 年生存率高，所以规范治疗非常重要。手术方面，应进行卵巢癌分期手术，切除范围包括双附件、子宫、大网膜，黏液癌应切除阑尾，同时进行腹膜活检，根据病理类型决定是否切除盆腔及腹主动脉旁淋巴结。术后结合病理确定分期，根据分期和病理类型决定是否需要辅助化疗，多数高级别肿瘤和 IC 期肿瘤需要辅助化疗。

Q: 早期卵巢癌不治疗会很快进展吗?

不同病理类型的卵巢癌有不同的生物学行为。临床上最常见的卵巢癌类型是高级别浆液性癌，发现时多为晚期，偶尔也可在早期被发现，如果不治疗，病情进展会非常迅速，几个月内可能就会发生盆、腹腔内转移，甚至盆、腹腔外转移，使患者生存期大大缩短。其他类型的卵巢癌进展略缓慢，但一旦发现，即使是卵巢癌早期，也应立即治疗，不应等待。

Q: 晚期卵巢癌还有治疗机会吗?

卵巢癌发病隐匿，诊断时 70% 患者已是晚期，5 年生存率 40% 左右。晚期卵巢癌应在妇科肿瘤医生处进行评估，大多数患者有治疗机会。部分患者可以接受手术 + 化疗 + 靶向 / 免疫治疗。部分患者病灶广泛，没有手术机会，可接受化疗 / 靶向 / 免疫治疗。出现恶病质的晚期患者基本没有治疗肿瘤的机会，但可以进行姑息对症治疗，减轻痛苦。

Q: 卵巢癌需要做手术吗?

手术治疗是卵巢癌治疗的基石。早期卵巢癌患者应首先进行手术治疗，然后根据术后病理决定是否需要辅助化疗。晚期卵巢癌患者应先由妇科肿瘤医生进行评估，有条件做手术的患者应首先进行手术治疗，然后再进行辅助化疗、靶向或免疫治疗；因病灶广泛、远处转移、营养状态差而无法手术的患者，可先接受新化疗，缩小病灶，改善营养情况后，再行手术治疗。

Q: 卵巢癌手术怎么做?

多数卵巢癌分期手术和肿瘤细胞减灭手术采用开腹手术的方式。少数早期患者可采用腹腔镜手术的方式，进入腹腔后，抽取腹腔积液或腹腔冲洗液，手术切除范围包括双附件、子宫、大网膜；黏液癌应切除阑尾；尽量切除盆、腹腔肉眼可见的所有病灶，有时需切除部分肠管、肝、脾等器官，目标是无肉眼残留病灶。

Q: 未生育的年轻女性得了卵巢癌，还能生育吗？

年轻女性也可能患卵巢癌，常见的病理类型是卵巢恶性生殖细胞肿瘤、低级别浆液性癌。①卵巢恶性生殖细胞肿瘤对化疗敏感，所以无论肿瘤的分期和分级如何，均可保留生育功能，即保留子宫和健侧卵巢 – 输卵管。②若卵巢癌的病理类型为上皮性卵巢癌或性索间质恶性肿瘤，则Ⅰ期且低级别肿瘤可保留生育功能。

Q: 卵巢癌需要化疗吗？

卵巢癌患者接受手术治疗后，根据病理得到肿瘤的病理类型和分期、分级，由此决定是否需要化疗。部分Ⅰ期的低级别肿瘤术后仅需随访，其余的多数卵巢癌患者在手术后均需化疗。部分ⅢC期和Ⅳ期患者，病灶分布广泛，应在手术前接受化疗。

Q: 卵巢癌化疗一般有几个疗程？

卵巢癌化疗的疗程数应根据具体的病理类型、分级和分期决定，多数情况需要 3～6 个疗程。卵巢癌化疗过程中可能出现化疗不良反应，如骨髓抑制、肾毒性、心脏毒性、神经毒性等，如无法耐受，需更改化疗方案或疗程数。若化疗过程中肿瘤不缩小，也可能增加化疗数或改变化疗方案。

Q: 卵巢癌能进行靶向治疗吗？治疗效果如何？

卵巢癌能进行靶向治疗，用于治疗的靶向药物，主要分为 2

类，聚腺苷酸二磷酸核糖转移酶（PARP）抑制剂和抗血管生成靶向药物。前者主要包括奥拉帕利、尼拉帕利等，在临床试验和真实世界研究中，显示出很好的治疗和维持治疗效果。抗血管生成靶向药物主要包括贝伐珠单抗和小分子酪氨酸激酶抑制剂，贝伐珠单抗主要用于晚期患者，特别是 IV 期或胸、腹腔积液患者；小分子酪氨酸激酶抑制剂近年来开始用于卵巢癌治疗，特别是其与 PAPR 抑制剂联合应用的治疗方案，疗效有发展前景。

Q: 卵巢癌靶向治疗药物有哪些?

治疗卵巢癌的靶向药物主要分为 2 种，PARP 抑制剂和抗血管生成靶向药物。PARP 抑制剂包括奥拉帕利、尼拉帕利、卢卡帕利、帕米帕利和氟唑帕利，除卢卡帕利外，其余 4 种均已在中国上市，用于铂敏感初次治疗、复发卵巢癌的维持治疗和 *BRCA1/2* 阳性患者的后线治疗。抗血管生成靶向药物主要包括贝伐珠单抗，可用于卵巢癌初次治疗、复发卵巢癌的治疗和维持治疗。

Q: 卵巢癌靶向治疗药物的价格贵吗? 可以报销吗?

卵巢癌靶向药物价格比较贵，但随着医保政策的更新，不少符合医保适应证的患者在使用这些靶向药物时可以报销，花费大大减低。例如，用于卵巢癌一线维持治疗和铂敏感复发卵巢癌维持治疗的奥拉帕利和尼拉帕利，均已纳入医保报销范围。

Q: 卵巢癌需要放疗吗?

多数卵巢癌对含铂化疗方案敏感；放疗在卵巢癌治疗中使用

较少，仅在一些特殊情况下使用，如锁骨上淋巴结转移、脑转移，这些部位的转移相对少见，手术切除较困难，化疗效果欠佳，而放疗效果好。

Q: 卵巢癌可以行免疫治疗吗？

免疫治疗在一些癌症种类当中取得了良好的疗效，如恶性黑色素瘤、肺癌，卵巢癌免疫治疗的临床研究也在广泛开展。但是，就目前取得的数据而言，PD-1/L1 抑制剂在卵巢癌中反应率低。所以医生的目光也转向了免疫治疗与其他药物联合、过继免疫治疗等新方案和疗法的开发。

Q: 晚期患者可以参加卵巢癌药物临床试验吗？

晚期卵巢癌患者的 5 年生存率仅 40% 左右，关于晚期卵巢癌治疗方法的研究仍然任重道远。难治性卵巢癌和铂耐药复发卵巢癌目前尚无效果非常好的治疗方案，所以鼓励这部分患者参与新药或新治疗方法的临床研究。

Q: 如何参加卵巢癌药物临床试验？

较大的肿瘤中心会开展多个临床试验。若患者有参加临床试验的愿望，经主管医生评估推荐适合患者的研究项目，由项目研究者评估患者是否满足入组和排除标准，若不符合，则无法加入临床试验；若符合，则可加入临床试验，按照研究方案进行治疗。参加临床试验，治疗费用无须患者承担，多由申办方承担。

Q: 卵巢癌手术会出现什么并发症?

卵巢癌手术中和手术后可能出现一些常见的并发症,包括感染、出血、伤口愈合不良、术后肠梗阻、下肢静脉或肺栓塞等,这些是所有腹腔手术共同的并发症。另外卵巢癌手术后可能出现特有的并发症,包括盆腔淋巴囊肿、下肢水肿、阴道断端愈合不良、膀胱或输尿管损伤、肠管损伤、淋巴管瘘等,主要与手术范围大有关。

Q: 卵巢癌手术并发症是可以治疗的吗?

大多数手术并发症是可以治疗并且治愈的,如感染、出血、切口愈合不良、术后肠梗阻、血栓、阴道断端愈合不良、膀胱 / 输尿管 / 肠管损伤。但也有少部分并发症会伴随终生,如下肢水肿,清扫盆腔淋巴结会导致下肢静脉回流缓慢,进而出现下肢水肿,病理过程不可逆,所以可能无法完全恢复到术前状态。

Q: 卵巢癌化疗有哪些不良反应?

卵巢癌化疗不良反应主要包括恶心、呕吐、脱发、药物性肝损伤等。根据化疗药物的不同,主要不良反应也有所不同。以妇科肿瘤常用的化疗药物为例,紫杉醇的主要不良反应是过敏和神经毒性,长时间使用会出现心电图改变;卡铂的主要不良反应是骨髓抑制,并有迟发性过敏反应;顺铂的主要不良反应是肾毒性;多柔比星的主要不良反应是心脏毒性。

Q: 卵巢癌化疗的不良反应如何预防?

预防化疗不良反应非常重要。以妇科肿瘤常用的化疗药物为例,可在使用紫杉醇前 12 小时和 6 小时口服地塞米松片预防过敏,特别是初次使用紫杉醇时,先小剂量低速给药,严密监测生命体征;使用顺铂前 12 小时,给予患者静脉补液水化,避免使用顺铂后产生肾损伤;卡铂、吉西他滨等多种化疗药物会引起骨髓抑制,化疗结束后 7 ～ 10 天检查血常规,及时发现骨髓抑制并给予治疗。

Q: 卵巢癌化疗的不良反应如何治疗?

①若发生过敏反应,应立即停止药物输注,改输注晶体液,给予抗过敏药物,监测生命体征,严重过敏反应时可能需要气管插管等有创抢救措施。②若发生骨髓抑制,中性粒细胞减少时给予粒细胞集落刺激因子等药物治疗,可在较短时间内恢复正常值;血小板减少时给予白细胞介素等药物治疗,血小板上升速度缓慢,5 ～ 7 天方可见效。③若发生恶心、呕吐,应根据症状严重程度给予不同类型的止吐药物。④若发生脱发,脱发会在停止治疗一段时间后自然好转。

Q: 卵巢癌靶向治疗会出现不良反应吗?

任何治疗方法都存在不良反应,靶向治疗也不例外。PARP抑制剂常见的不良反应是血液学毒性,以贫血和血小板减低为主,特点是常发生在用药的前 3 个月,随着用药时间的延长,血液学毒性的发生率降低。抗血管生成靶向药物,以贝伐珠单抗为例，常见的不良反应有高血压、蛋白尿、肠梗阻和肠穿孔。

Q: 卵巢癌靶向治疗的不良反应如何预防？

预防靶向药物治疗期间严重不良反应发生的方法主要是严密监测。在开始使用 PARP 抑制剂的第 1～2 个月，应每周监测血常规，一旦出血贫血或血小板下降，应立刻停药而非减量或边服药边治疗不良反应。在使用贝伐珠单抗期间，应监测血压和尿蛋白；已经出现肠梗阻或肠穿孔的患者，禁忌使用贝伐珠单抗。

Q: 靶向治疗的不良反应如何治疗？

在使用 PARP 抑制剂的过程当中，若出现贫血，应立即停药，轻度贫血时可等待血红蛋白浓度自然上升，中重度贫血时应输血。PARP 抑制剂导致的贫血，补铁无效。在 PARP 抑制剂使用过程中若出现血小板减少，应立即停药，使用白细胞介素等进行升血小板治疗，重度减少或有出血症状时，应输注血小板。

Q: 卵巢癌会复发吗？卵巢癌治疗后多久会复发？

仅少数早期卵巢癌在手术＋化疗后达到临床治愈，多数卵巢癌会出现复发。卵巢癌复发主要分为铂敏感复发和铂耐药复发两种。复发发生在初始化疗结束后 6 个月内，称为铂耐药复发；复发发生在初始化疗结束的 6 个月后，称为铂敏感复发。晚期卵巢癌往往会发生多次复发，随着复发次数的增多，2 次复发之间的时间间隔往往会越来越短。

Q: 卵巢癌复发后如何治疗？

复发卵巢癌的治疗比较复杂，需要根据初始分期、病理类型、初次肿瘤细胞减灭术是否满意、铂敏感复发还是铂耐药复发、复发病灶的部位等，来综合决定复发卵巢癌的治疗方式。一般先评估有无手术的机会，若无手术机会，可选择化疗、靶向治疗或免疫治疗。

Q: 卵巢癌复发后还能再做手术吗？

符合以下条件的复发卵巢癌患者可考虑手术治疗：铂敏感复发，初次肿瘤细胞减灭术无肉眼残留病灶，一般情况好（ECOG评分 0 分），腹腔积液 < 500 mL，复发病灶孤立或可切净。二次或更多次肿瘤细胞减灭手术的主要目标是达到无肉眼残留病灶。

Q: 卵巢癌复发后需要化疗吗？

首次复发的卵巢癌患者需要接受化疗，若为铂敏感复发，可使用以铂类为基础的化疗方案；若为铂耐药复发，可选择不含铂的单药或联合方案进行化疗。复发后化疗无效或多次复发的患者，可考虑更换化疗方案，也可以根据具体情况使用靶向治疗或免疫治疗。

Q: 卵巢癌复发后可以靶向治疗吗？

多个 PARP 抑制剂被批准用于 2 次或 3 次复发的、携带胚系 *BRCA1/2* 致病突变基因的卵巢癌的治疗。①尼拉帕利可用于治疗既往接受过三线及以上化疗且同源重组修复缺陷阳性的复发卵巢癌患者。②奥拉帕利可用于治疗既往接受过二线及以上化疗且携

带胚系 *BRCA* 致病突变基因的复发卵巢癌患者。③抗血管靶向药物贝伐珠单抗可用于治疗复发卵巢癌。④一些复发卵巢癌治疗的临床试验当中使用了小分子酪氨酸激酶抑制剂，如阿帕替尼、乐伐替尼、安罗替尼等。

Q: 卵巢癌治疗期间还能服用治疗其他疾病的药物吗?

若卵巢癌患者同时患有其他疾病，应至相关科室进行病情评估，若有手术或药物治疗的指征，应给予相关治疗。患者在接受多种药物治疗时，应注意药物之间的相互作用，咨询专业医生或药师，避免药物的治疗作用减弱，也要避免各类药物的不良反应增强。

Q: 卵巢癌治疗期间可以有性生活吗?

若阴道断端和腹部切口愈合良好，卵巢癌治疗期间可以有性生活。若患者在手术前尚未绝经，切除卵巢后体内雌激素水平急剧下降，性生活时阴道会有干涩、灼痛等不适，可局部使用润滑剂改善症状，无禁忌证的患者也可局部使用雌激素软膏/乳膏/胶囊来缓解患者性生活时的上述不适感。

Q: 得了卵巢癌需要静养吗? 能做运动吗?

卵巢癌患者往往需要手术和化疗，在手术和化疗期间身体较为虚弱，需要按照医生的医嘱进行活动和饮食。由于卵巢癌患者血栓风险增加，所以不主张长期卧床休息，应在体力允许范围内，进行日常生活。治疗结束后，若患者病情得到缓解，可逐渐恢复体育锻炼。

Q: 得了卵巢癌，平时饮食需要忌口吗?

早期卵巢癌预后好，生存期长，不需要特殊忌口，合理饮食即可。晚期卵巢癌患者若无消化道症状、无肠管受累，也不需要特殊忌口，合理饮食即可。晚期卵巢癌患者若有大量腹腔积液、肠管受累等情况，可能影响肠道功能，饮食需清淡，注意卫生，避免不洁饮食。

Q: 卵巢癌治疗期间饮食需要注意什么?

卵巢癌手术，特别是晚期卵巢癌的肿瘤细胞减灭术，手术范围大，有时会涉及肠道，所以手术前往往需要肠道准备，流食3天，根据具体手术方案决定是否清洁洗肠；若术中未涉及肠道，术后可逐步恢复饮食；若术中涉及肠道，术后往往需要禁食、禁水，待肠道功能恢复后再逐步恢复饮食。

化疗期间患者会出现不同程度的恶心、呕吐，故应保持合理正常饮食，少食刺激性或过于油腻的食物。

Q: 做完卵巢癌手术伤口愈合需要多久?

卵巢癌手术多采用腹部纵切口，少数患者采用腹腔镜手术。一般情况下腹部切口7天左右愈合，营养状况差、严重贫血的患者切口愈合时间会延长。随着医疗器械的发展，现在多采用钉皮器钉合皮肤切口，一般在术后7～9天，根据腹部切口愈合情况，拆除皮钉。

Q: 卵巢癌手术伤口会不会留瘢痕？瘢痕要怎么消除？

卵巢癌手术多采用腹部纵切口，长度约 20 cm，术后会形成瘢痕，不同患者体质差异较大，部分患者的瘢痕为细线状，部分患者形成宽大明显的瘢痕。对外观要求高的患者，可至皮肤科就诊，使用外用祛瘢痕药膏或药贴；瘢痕明显的患者可至美容整形科就诊，评估是否可以切除瘢痕。

Q: 卵巢癌治疗结束后需要随访吗？如何随访？

卵巢癌治疗结束后必须规律随访。治疗结束后的 2 年内，每 3 个月随访 1 次，第 3 ～ 5 年每半年随访 1 次，5 年后每年随访 1 次。随访的内容包括症状（如下腹痛、阴道出血或排液、其他不适感）、查体（全身查体、妇科检查）和辅助检查（肿瘤标志物、影像学检查）。肿瘤标志物中选择与肿瘤密切相关及曾经异常升高的项目进行监测。影像学检查主要是胸腹盆增强 CT，必要时做磁共振成像或 PET-CT。

Q: 卵巢癌术后出现哪些症状需要及时去医院就诊？

卵巢癌手术范围大，术后可能出现多种并发症，包括感染、出血、伤口愈合不良、阴道断端愈合不良、盆腔淋巴囊肿、术后肠梗阻。若出现高热、腹痛 / 下腹痛、阴道出血多、腹部切口渗液 / 出血 / 裂开、呕吐伴排气排便停止等不适，应至医院就诊。

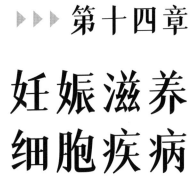

▶▶▶ 第十四章

妊娠滋养
细胞疾病

Q: 什么是妊娠滋养细胞疾病?

妊娠滋养细胞疾病是一组来源于胎盘绒毛滋养细胞的疾病,主要包括葡萄胎、侵蚀性葡萄胎、绒毛膜癌和少见的胎盘部位滋养细胞肿瘤和上皮样滋养细胞肿瘤。这些疾病都跟妊娠有关,其中较常见的是葡萄胎,多于妊娠后做超声检查时发现,葡萄胎有完全性葡萄胎和部分性葡萄胎。在超声下完全性葡萄胎患者的宫腔内无胎儿形状,只有泡状物质。通过病理检查可对其进行诊断。

Q: 什么是妊娠滋养细胞肿瘤?

妊娠滋养细胞肿瘤是一组与妊娠相关的恶性肿瘤,起源于受精卵形成后外层包裹的滋养细胞。本病主要发生于育龄期女性,多发生在妊娠以后,也可发生在流产、足月产、异位妊娠以后。恶性滋养细胞肿瘤恶性程度较高,其早期易通过血行途径转移到全身的各个脏器,以肺转移最为多见。不少病例在确诊时,就已出现肺转移。

Q: 妊娠滋养细胞疾病的病因是什么?

妊娠滋养细胞疾病是一个多种基因改变(基因突变、端粒异常)共同参与的复杂病变,其发病的具体病因不明,目前认为可能的原因有营养缺乏、内分泌失调、病毒感染、空卵受精、染色体变异、免疫因素等。

妊娠滋养细胞疾病患者中 50% 继发于葡萄胎妊娠,25% 继发于流产、异位妊娠,25% 继发于正常妊娠(足月产后、剖宫产后)。

有研究发现，年龄、妊娠次数及居住环境是妊娠滋养细胞疾病发生的重要影响素，年龄＞ 35 岁、妊娠次数 ≥ 3 次时，妊娠滋养细胞疾病发生率明显增加。

Q: 什么是葡萄胎？

葡萄胎是来源于细胞滋养层和合体滋养层细胞的病变。根据妊娠组织中有无胎儿或胚胎成分，将葡萄胎分为完全性葡萄胎与部分性葡萄胎，多数为完全性葡萄胎。完全性葡萄胎肉眼可见：宫腔内充满大小不一的水泡，水泡壁薄、透亮、内含黏性液体、水泡间隙充满血液及凝血块，无胎儿及附属物。而部分性葡萄胎只有部分绒毛变成水泡，可有胎儿及附属物，胎儿多已死亡。

病理显微镜下绒毛高度水肿形成透明薄壁水泡，形似"葡萄"，如果所有绒毛均呈葡萄样改变称为完全性葡萄胎，如存在正常绒毛则为部分性葡萄胎。

根据细胞遗传学研究，完全性葡萄胎起源于父亲，即发生于雄核。其中约 90% 是卵子染色体退化，精子染色体发生内在自我复制，形成 46,XX 女性核，其余 10% 是卵子染色体退化，与两个精子受精后形成 46,XY 男性核及 46,XX 女性核，故其遗传物质来自父方。部分性葡萄胎多为异常核型，约 60% 为三倍体，20% 为三体性，不是单纯的雄核遗传。

Q: 哪些人容易出现葡萄胎？

葡萄胎妊娠可能发展成为妊娠滋养细胞肿瘤，以下因素会增加葡萄胎妊娠的风险。①营养缺乏（缺乏维生素 A、前体胡萝卜素和动物脂肪）。②年龄：小于 20 岁或大于 35 岁的女性妊娠时可能更容易出现葡萄胎，且风险随年龄增大而增加。③流产和不孕史：有流产和不孕史容易得葡萄胎。④不规则月经和口服避孕药可能会增加部分性葡萄胎发生的风险。⑤遗传学说认为遗传因素可能参与本病的发生。

Q: 哪些表现提示可能有妊娠滋养细胞疾病？

如果出现停经后阴道出血、子宫异常增大变软、卵巢黄素化囊肿、妊娠反应出现时间早、子痫前期征象、甲状腺功能亢进、腹痛及转移灶表现（常见的转移部位为肺、其次为阴道），则提示可能有妊娠滋养细胞疾病。

在葡萄胎清宫术、异位妊娠术、流产、足月产、剖宫产之后，如果出现异常的阴道出血、假孕、突然腹痛、头痛、胸痛、喷射性呕吐、呼吸困难等症状，甚至出现晕厥，应及时到妇科就诊。

Q: 妊娠滋养细胞疾病可能会有哪些体征？

患者会出现假孕症状，如乳房增大，乳头乳晕、外阴阴道及宫颈颜色加深，有的患者有乳汁分泌。

肿瘤转移表现：有的患者出现肿瘤阴道转移，医生在阴道前壁及穹隆，可能看到紫蓝色结节，在触诊和叩诊时，可能发现患者子宫出现不均匀的增大，卵巢出现囊肿，生殖道变软；如果患者出现脑转移导致脑疝时，患者瞳孔会出现异常增大。

Q: 如何确诊妊娠滋养细胞疾病?

就诊时医生会询问患者或陪同就医的家属，了解患者病史，是否有葡萄胎、异位妊娠、流产、足月产、剖宫产等妊娠史，医生会结合患者病史、症状及体格检查，及时进行血清 hCG 测定，hCG 异常升高也是妊娠滋养细胞疾病的主要诊断标准，然后辅以影像学检查（比如妇科彩超、X 线、CT、磁共振成像、PET-CT 等）、病理组织学检查、分子遗传学诊断等最终明确诊断。

Q: 葡萄胎能治好吗?

葡萄胎是良性妊娠滋养细胞疾病，绝大部分人是可以治愈的，少数有高危因素的人会进展成妊娠滋养细胞肿瘤，所以治疗后还要做好随访，复查血 hCG、超声、X 线、肺 CT 等。

患者一旦发生葡萄胎，建议终止妊娠，及早清宫。如果有大出血难以控制，必要时行气囊宫腔填塞和子宫动脉栓塞止血。将宫腔内吸出物送病理检查，有条件者进行核型检测和分子分型检测。测 Rh 血型，Rh 阴性的患者在葡萄胎清宫时应该接受 Rh 免疫球蛋白注射。根据有无高危因素决定是否进行预防性化疗。

Q: 哪些葡萄胎患者需要预防性化疗?

葡萄胎预防性化疗不常规推荐。如患者有恶变高危因素，且规律随访困难，可给予预防性化疗。恶变高危因素包括年龄 > 40 岁、重复葡萄胎、血 hCG > 100 000 IU/L（中国抗癌协会的《中国肿瘤整合治疗指南》修订为 hCG > 500 000 IU/L，以避免过度治疗）、子宫异常增大、卵巢黄素化囊肿直径 > 6 cm。

Q: 葡萄胎预防性化疗从什么时候开始?

预防性化疗在葡萄胎清宫时或清宫后即刻开始,化疗方案以甲氨蝶呤或放线菌素 D 单药为宜,用药剂量和方法与正规化疗相同。不推荐甲氨蝶呤的周疗或冲击治疗,放线菌素 D 冲击方案不能用作甲氨蝶呤耐药的二线化疗。hCG 正常后,不需巩固治疗。

Q: 有葡萄胎必须切除子宫吗?

并不是,年轻女性可以保留生育功能的不应切除子宫;但对于有高危因素、年龄 > 40 岁、无生育要求者可行全子宫切除术。

Q: 葡萄胎术后多久复查?

葡萄胎排出后,应每周检测血 β-hCG,滴度应呈对数下降,一般在 8 ~ 12 周恢复正常。正常后继续随访血 β-hCG 3 ~ 4 次,之后每个月监测血 β-hCG 1 次,至少持续 6 个月。

Q: 葡萄胎术后不足 6 个月意外怀孕必须流产吗?

葡萄胎术后随访期间应采用可靠的方法避孕,避孕方法首选避孕套或口服避孕药。2023 NCCN 指南建议全身激素避孕(首选口服避孕药),其可抑制内源性卵泡刺激素、促黄体素水平,而这两种激素可能干扰低水平 hCG 的检测。

如果随访不足 6 个月意外妊娠,只要孕前 β-hCG 已恢复正常,也无须终止妊娠。

Q: 妊娠滋养细胞肿瘤是否为不治之症？

妊娠滋养细胞肿瘤总体治愈率已经超过 90%，其中低危组患者的治愈率接近 100%，高危组患者的治愈率也已达到了 80% ～ 90%。

Q: 妊娠滋养细胞肿瘤如何治疗？

医生会详细询问病史及前次妊娠相关病理检查结果，进行肿瘤临床分期及预后评分，治疗原则以化疗为主，辅以手术和放疗等其他治疗手段。治疗方案的选择根据 FIGO 分期、预后评分、年龄、对生育的要求和经济情况等综合考虑，实施分层或个体化治疗。

Q: 哪些为低危妊娠滋养细胞肿瘤？如何治疗？

妊娠滋养细胞肿瘤采用以化疗为主的综合治疗，化疗方案的选择要依据预后评分划分的危险分层来进行。目前，我国及国际上应用的是 FIGO 分期及预后评分系统。临床分期Ⅰ～Ⅲ期且预后评分 ≤ 6 分的患者归为低危患者。

低危患者首选单药化疗，常用的药物包括放线菌素 D、甲氨蝶呤、5- 氟尿嘧啶 / 氟尿苷等。由于不同单药化疗方案的具体用药剂量、给药频率、给药方式及患者的入选标准有所不同，目前文献报道的低危患者单药治疗后的完全缓解率在 50% ～ 90%，差别比较大。①对于 FIGO 评分为 0 ～ 4 分、末次妊娠为葡萄胎、病理诊断非绒毛膜癌的患者，建议首选单药（例如放线菌素 D、甲氨蝶呤、氟尿苷）化疗；②对于 FIGO 评分 5 ～ 6 分或病理诊断为绒毛膜癌的患者，hCG 大于 10 000IU/L 的患者可以直接考虑按照高危患者的治疗方案选择联合化疗，推荐 FAV/FAEV 方案（氟尿苷 + 放线菌素 D+ 依托泊苷 / 氟尿苷 + 放线菌素 D+ 依托泊苷 + 长春新碱）联合化疗。

Q: 哪些为高危妊娠滋养细胞肿瘤？如何治疗？

根据 FIGO 2000 年修订的临床分期，其中预后评分 ≥ 7 分者为高危型妊娠滋养细胞肿瘤。2015 年，FIGO 在肿瘤年报中提出了极高危型妊娠滋养细胞肿瘤的概念，指的是预后评分 ≥ 13 分及一线联合化疗方案的治疗效果不佳且伴有脑、肝或广泛转移者。

对于高危型妊娠滋养细胞肿瘤患者，建议初始治疗方案可以直接选用 EMA/EP 方案（依托泊苷 + 甲氨蝶呤 + 放线菌素 D/ 依托泊苷 + 顺铂）。其他可选择的二线化疗方案包括 TE/TP 方案（紫杉醇 + 依托泊苷 / 紫杉醇 + 顺铂）、FA 方案（氟尿苷 + 放线菌素 D）、FAEV 方案（氟尿苷 + 放线菌素 D+ 依托泊苷 + 长春新碱）、ICE 方案（异环磷酰胺 + 顺铂 / 卡铂 + 依托泊苷）、MBE 方案（甲氨蝶呤 + 博来霉素 + 依托泊苷）、BEP 方案（博来霉素 + 依托泊苷 + 顺铂）等。

Q: 妊娠滋养细胞肿瘤能用免疫治疗和靶向治疗吗？

高危耐药或复发滋养细胞肿瘤患者可以尝试免疫治疗，如 PD–1 抑制剂卡瑞利珠单抗联合抗血管生成靶向药物阿帕替尼治疗。

Q: 哪些妊娠滋养细胞肿瘤患者需要手术治疗？

手术治疗以及手术时机的选择在高危耐药和复发患者的治疗中非常重要。手术指征：患者一般情况好，可耐受手术；转移灶为孤立的可切除病灶；无手术切除部位以外的活跃性转移灶；术前血 β-hCG 应尽可能接近正常水平。当发生肿瘤浸润导致致命性出血时应进行急诊手术治疗。

（1）子宫切除术：对于大病灶、耐药病灶或病灶穿孔出血，应在化疗的基础上进行手术。年轻女性应保留卵巢。对有生育要求的患者，若血 β-hCG 水平不高、耐药病灶为单个、子宫外转移灶已控制时，可考虑行病灶切除术。

（2）肺叶切除术：对肺孤立的耐药病灶可考虑行肺叶切除术。指征包括全身情况良好、子宫原发病灶已控制、无其他转移灶、肺部转移灶为孤立性结节、血 β-hCG 尽可能接近正常水平。

Q: 哪些妊娠滋养细胞肿瘤患者需要放疗？

放疗作为化疗的补充，主要用于脑转移和胸部、盆腔残存病灶或耐药病灶的治疗。放疗适应证：①脑转移，包括多发性脑转移、症状性脑转移和脑部寡转移；②阴道、宫颈等转移灶急性出血，病灶广泛，局部/介入止血无效，可考虑加用放疗；③胸部、盆腔团块转移灶化疗消退不满意或化疗后残存病灶；④耐药病灶且无法进行手术切除；⑤肿瘤压迫产生症状时，可以行姑息性放疗缩小肿瘤，以减轻症状。

Q: 妊娠滋养细胞肿瘤需要化疗多久?

妊娠滋养细胞肿瘤停止化疗指征为 β–hCG。低危妊娠滋养细胞肿瘤需要在血 β–hCG 正常后再巩固化疗 2～3 个疗程;高危、耐药和复发妊娠滋养细胞肿瘤需要在血 β–hCG 正常后再巩固化疗 3～4 个疗程。

Q: 妊娠滋养细胞肿瘤患者如何随访?

妊娠滋养细胞肿瘤患者在治疗结束后应严密随访,第 1 年每月随访 1 次;第 2、第 3 年每 3 个月随访 1 次;以后每年 1 次(随访共 5 年)。

Q: 妊娠滋养细胞肿瘤患者治疗结束后需要避孕多久?

目前的研究结果显示,化疗后 12 个月内妊娠者,与普通人群相比,未增加流产、异位妊娠、再次葡萄胎和死产的发生风险;与化疗 12 个月后妊娠者相比,妊娠滋养细胞肿瘤的复发风险也没有增加,但考虑到化疗药物的生殖系统毒性,建议随访期间严格避孕 1 年。如果在血 β–hCG 正常后的随访期间内意外妊娠,需要与患者充分沟通,权衡利弊,进行个体化的处理。

▶▶▶第十五章

异位妊娠

Q: 什么是异位妊娠?

受精卵着床于子宫腔以外称为异位妊娠，俗称宫外孕。宫腔的截面类似于酒杯，因此可以这么理解：酒杯盛酒的区域相当于宫腔，在宫腔内妊娠都属于宫内妊娠，而宫腔以外，包括宫颈（犹如酒杯的底座），都不属于宫腔范畴，都应归于异位妊娠（图 15–1）。

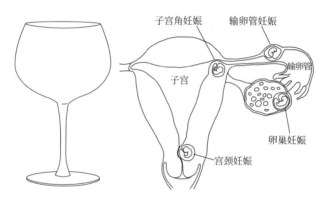

图 15-1　异位妊娠示意

Q: 怎么知道自己是异位妊娠?

异位妊娠主要表现为在停经数天到几十天后，出现不明原因的下腹痛，有大便感，有时剧烈疼痛，并伴有冷汗淋漓。同时还包括其他症状，如恶心、呕吐、尿频等。但是异位妊娠的症状往往不是特别典型，难以提前发现；不过有些患者会因大出血、血压下降而休克，所以还是很危险的。

因此停经后若出现下腹痛和不规则阴道出血，有异位妊娠的可能，要及时做妇科检查，并建议所有孕早期妇女都做 B 超检查。之前有过异位妊娠病史的女性要注意，最好在妊娠前进行输卵管通畅度的检查。同时，在孕早期也要早些进行超声检查，因为有异位妊娠史的孕妇再次发生异位妊娠的概率要明显高于正常孕妇。

Q: 异位妊娠会要命吗？

异位妊娠是会危及生命的，是孕产妇死亡的原因之一，是妇产科最常见的急腹症。异位妊娠最常见的部位为输卵管妊娠，一旦输卵管妊娠破裂，短时间内会出现腹腔大量出血，剧烈疼痛，严重者可以出现休克，甚至会危及生命。其休克的严重程度取决于内出血量的多少和失血速度，很多异位妊娠患者在入院时即出现休克或休克前期表现，情况危急。因此，对异位妊娠的治疗，要以预防为主，早期做好监护，如出现停经、阴道流血、腹痛症状应及时就诊。

Q: 异位妊娠必须手术吗？

异位妊娠不一定都需要做手术。异位妊娠目前有三种治疗方案：①期待疗法：适用于宫内、宫外都没有看见妊娠包块，而且人绒毛膜促性腺激素（hCG）非常低，并且监测呈持续下降的状态；②保守治疗：适用于 hCG < 2000 IU/L、包块比较小、生命体征很稳定、没有内出血的患者，可以选择药物保守治疗；③手术治疗：包块比较大，一般情况下，包块 > 3 cm，而且 hCG > 2000 IU/L，持续监测的情况下继续上升，或者是盆腔里有内出血、有异位妊娠包块破裂的痕迹，就必须要进行手术治疗。

Q: 发生过异位妊娠以后我还能正常怀孕吗?

异位妊娠以后能否正常怀孕,不能一概而论,不能简单地说能怀或者不能怀,要看这次异位妊娠的病理检查方式,还有治疗方式。①如果是成功的保守治疗,输卵管的形态很好,术后恢复很好,又恢复了正常的月经,卵巢功能很好,可以考虑怀孕。②如果输卵管妊娠包块吸收得很好,正常怀孕的概率非常大。③如果一侧输卵管切掉了,怀孕的概率降低 50%。④保守性手术治疗后,虽然保留了输卵管,但是因为手术以后感染或者包块吸收不好,在局部形成包裹性的纤维化的肿物而压迫输卵管,或者输卵管积水造成慢性炎性增生而导致输卵管不通或者通而不畅,则会降低怀孕的概率。如果双侧输卵管都切掉了,肯定不能自然怀孕,一定需借助辅助生殖的手段去怀孕。

Q: 为什么会发生异位妊娠?

异位妊娠的发生概率一点也不低,据统计,异位妊娠的发病率大约是 2%。哪些女性容易出现异位妊娠呢?

(1)如果女性总是进行流产手术,会使得她发生异位妊娠的概率变高,因为这样子宫会受损,不适合受精卵的生存。

(2)有些疾病没有及时治疗,也会出现异位妊娠,比如慢性输卵管炎症,发病后,可导致输卵管粘连不通,这样受精卵只能在输卵管内发育,从而出现异位妊娠的情况。

(3)经常吃避孕药的女性,也容易出现异位妊娠,因为这类药物可导致女性体内雌、孕激素异常,情况比较严重的人就容易出现异位妊娠。

（4）上过环的女性发生异位妊娠的概率也会高一些，不少人在上环后会引起输卵管发炎等排斥反应，造成异位妊娠。

（5）如果曾经有过异位妊娠史，再次怀孕时，异位妊娠的风险会大大增加。因此有过异位妊娠史的女性，短期内一定要做好避孕措施，一年内最好别怀孕。

Q: 异位妊娠能预防吗?

异位妊娠是能够预防的。正确避孕、不吸烟、不酗酒，避免不洁性生活，积极预防和诊治感染性疾病和其他妇科疾病，停经后孕早期（停经 40 ～ 50 天）做阴道 B 超明确孕囊位置，早点发现，积极处理。这样能够有效地降低异位妊娠的发生概率。